Radia Benyahia

Imagiologia mamária de lesões benignas em clínica geral

Radia Benyahia

Imagiologia mamária de lesões benignas em clínica geral

Um guia essencial para o diagnóstico de lesões benignas da mama

ScienciaScripts

Imprint
Any brand names and product names mentioned in this book are subject to trademark, brand or patent protection and are trademarks or registered trademarks of their respective holders. The use of brand names, product names, common names, trade names, product descriptions etc. even without a particular marking in this work is in no way to be construed to mean that such names may be regarded as unrestricted in respect of trademark and brand protection legislation and could thus be used by anyone.

Cover image: www.ingimage.com

This book is a translation from the original published under ISBN 978-620-6-71082-0.

Publisher:
Sciencia Scripts
is a trademark of
Dodo Books Indian Ocean Ltd. and OmniScriptum S.R.L publishing group

120 High Road, East Finchley, London, N2 9ED, United Kingdom
Str. Armeneasca 28/1, office 1, Chisinau MD-2012, Republic of Moldova, Europe
Managing Directors: Ieva Konstantinova, Victoria Ursu
info@omniscriptum.com

Printed at: see last page
ISBN: 978-620-8-53106-5

Conteúdo

PREFÁCIO

Breast Imaging of Negligible Lesions in General Practice (Imagiologia mamária de lesões insignificantes em clínica geral) foi concebido especificamente para médicos de clínica geral, com o objetivo de lhes apresentar os princípios fundamentais e as aplicações práticas da imagiologia mamária no diagnóstico e acompanhamento de lesões mamárias.

Através deste guia, iremos explorar as várias modalidades de imagiologia, tais como a mamografia, a ecografia mamária e a ressonância magnética. Aprenderão não só como estas técnicas são utilizadas em contextos clínicos para avaliar e gerir a patologia mamária, mas também como se enquadram num plano de tratamento global para os doentes. Este livro visa enriquecer a sua aprendizagem académica com conhecimentos práticos que o prepararão para intervenções clínicas ponderadas e informadas. O objetivo é equipá-los com as ferramentas de que necessitam para interpretar os resultados imagiológicos de forma competente e para colaborar eficazmente com os radiologistas e outros especialistas no tratamento dos doentes. Esperamos que este guia sirva como uma pedra angular da sua formação médica e também estimule o seu interesse pela radiologia, uma especialidade que, embora muitas vezes opere nos bastidores, é indispensável para o diagnóstico exato e o tratamento eficaz de muitas condições médicas.

Lista de empregados

Chahira Mazouzi, Professora Sénior de Oncologia Médica, CHU Bejaia.

Kamel Hail, professor catedrático de cirurgia geral, Hôpital Mustapha, Argel.

Geral

1. Introdução

A exploração imagiológica das lesões benignas da mama é o pilar do processo de diagnóstico, complementando o exame clínico e o interrogatório aprofundado. É utilizada tanto para a identificação inicial das lesões e para determinar a sua extensão, como para o acompanhamento das pacientes após o tratamento.

2. Diagnóstico

O processo de diagnóstico começa sempre com uma avaliação clínica pormenorizada, que pode ser seguida exames imagiológicos. Estes últimos podem ser iniciados após a descoberta de anomalias durante o exame clínico ou no âmbito de programas de rastreio, que se destinam a mulheres entre os 40 e os 70 anos de idade para o rastreio organizado, ou em qualquer idade para o rastreio individual.

3. A imagiologia médica na avaliação dos tumores da mama

O procedimento de imagiologia inclui geralmente a mamografia, complementada por ecografia em casos de elevada densidade mamária ou em mulheres mais jovens. O diagnóstico formal é efectuado com base na análise histológica de amostras de biópsia, orientada pelos resultados da imagiologia.

3.1. Mamografia

Oferecida de dois em dois anos a mulheres com idades compreendidas entre os 50 e os 74 anos, a mamografia deve abranger ambas as mamas e basear-se em comparações bilaterais e comparações com imagens anteriores. Inclui duas vistas de cada mama.

As mamografias são interpretadas utilizando o sistema BI-RADS do American College of Radiology, que classifica os resultados em sete categorias para orientar a gestão:

1) Categoria 0: mais informações ;
2) Categoria 1: Mamografia sem anomalias ;
3) Categoria 2: Anomalia claramente benigna ;
4) Categoria 3: Anomalia provavelmente benigna, exigindo um acompanhamento a curto prazo;
5) Categoria 4: Lesão suspeita, recomenda-se a verificação histológica;
6) Categoria 5: Lesão fortemente sugestiva de malignidade ;
7) Categoria 6: Malignidade confirmada por biopsia.

Os casos classificados nas categorias 1 e 2 podem ser relidos por um segundo radiologista para um rastreio organizado.

3.2. Ecografia mamária

Utilizada como exame complementar, a ecografia permite caraterizar melhor as lesões detectadas na mamografia, nomeadamente nas mulheres com mais de 40 anos, na presença de mamas densas ou quando as anomalias clínicas não são visíveis na mamografia. Desempenha igualmente um papel fundamental na orientação das biopsias.

3.3. Ressonância magnética mamária

A RMN está reservada para situações específicas, como o rastreio de doentes com elevado risco genético devido a mutações BRCA1 ou BRCA2.

Esta abordagem multidimensional, que combina o exame clínico e as técnicas de imagiologia, optimiza o diagnóstico e a estratégia terapêutica dos tumores da mama, ao mesmo tempo que adapta o acompanhamento pós-tratamento a cada paciente.

CAPÍTULO 1

Imagiologia de quistos mamários simples

1. Introdução

O quisto mamário é uma lesão benigna frequente, caracterizada por bolsas ou cavidades cheias de líquido, rodeadas por uma parede encapsulada no tecido mamário. Podem ocorrer em qualquer idade, mas são mais frequentes em mulheres entre os 30 e os 50 anos. A imagiologia desempenha um papel essencial na avaliação dos quistos mamários, fazer um diagnóstico preciso e diferenciar os quistos de outras lesões mamárias. Esta ficha informativa centra-se nas caraterísticas imagiológicas dos quistos simples, ajudando a identificá-los e a geri-los.

2. Epidemiologia

Elevada prevalência em mulheres em idade fértil, diminuindo após a menopausa, exceto em mulheres que fazem TRH (terapia de substituição hormonal). Pode ocorrer sob influência hormonal.

3. Fisiopatologia

Resultado da obstrução dos canais de leite, levando à acumulação de líquido. Não está associado a um risco acrescido de cancro da mama.

4. Apresentação clínica

Frequentemente assintomático. Pode aparecer como uma massa palpável, redonda ou oval, móvel e flexível. Pode causar um ligeiro desconforto ou dor, especialmente antes da menstruação.

1.1. Mamografia

A mamografia é um dos métodos utilizados para investigar quistos em mulheres com mais de 40 anos. As caraterísticas típicas de um quisto mamário na mamografia incluem :

1) Massa redonda ou oval, bem circunscrita com contornos regulares se a trama for gorda, mascarada se a trama for densa;
2) Baixa densidade ou isodensa em relação ao tecido mamário circundante.

1.2. Ultrassom

A ecografia é uma modalidade de imagem por excelência e é utilizada como primeira linha de defesa na caraterização dos quistos mamários. As caraterísticas ultra-sonográficas dos quistos incluem :

1) Uma massa anecogénica bem definida com uma parede fina e regular;
2) Forma oval ou arredondada;
3) Pós-acústica reforçada (reforço posterior) devido à transmissão do som

através do fluido do quisto;

4) Anecoico, homogéneo com reforço posterior ... .

1.3. MRI (Imagem por Ressonância Magnética)

As caraterísticas dos quistos na RMN incluem:

1) Massa bem definida com margens regulares e circunscritas;

2) Um sinal de alta intensidade na sequência T2, indicando a presença de líquido;

3) Um sinal fraco na sequência T1 ;

4) Sem realce após a injeção do meio de contraste.

6. Conclusão

A imagiologia desempenha um papel importante no diagnóstico dos quistos mamários. A combinação destas modalidades de imagem permite estabelecer um diagnóstico preciso e diferenciar os quistos de outras lesões mamárias, classificando-os como ACR BI-RADS 2. A conduta a adotar é a ausência de vigilância e de outros exames de vigilância.

7. Referências

1) Berg WA, Mendelson EB, et al. Ultrassom ACR BI-RADS®. In: Atlas ACR BI-RADS®, Sistema de Relatórios e Dados de Imagem da Mama. Reston, VA: Colégio Americano de Radiologia; 2013.

2) 2. Colégio Americano de Radiologia. Breast Imaging Reporting and Data System (BIRADS®). 5ª ed. Reston, VA: Colégio Americano de Radiologia; 2013.

3) 3. Morris EA, Comstock CE, et al. ACR BI-RADS® Magnetic Resonance Imaging. In: ACR BI-RADS® Atlas, Breast Imaging Reporting and Data system.

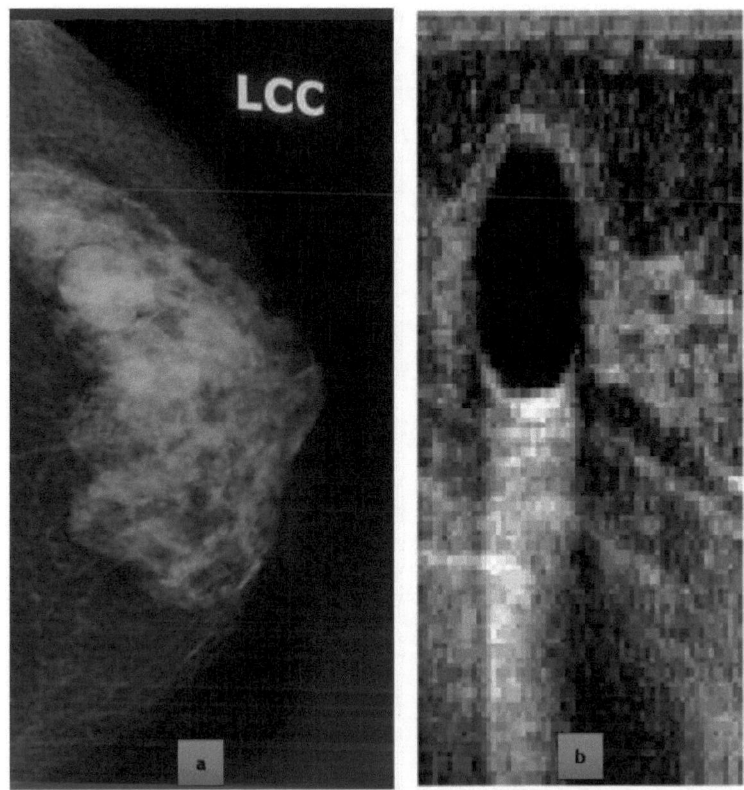

Figura 1. a. Massa circunscrita, arredondada, isodensa, homogénea, possivelmente relacionada com um quisto simples na mamografia.
b. Massa circunscrita com conteúdo anecogénico e realce posterior, sugestiva de um Cisto simples na ultrassonografia

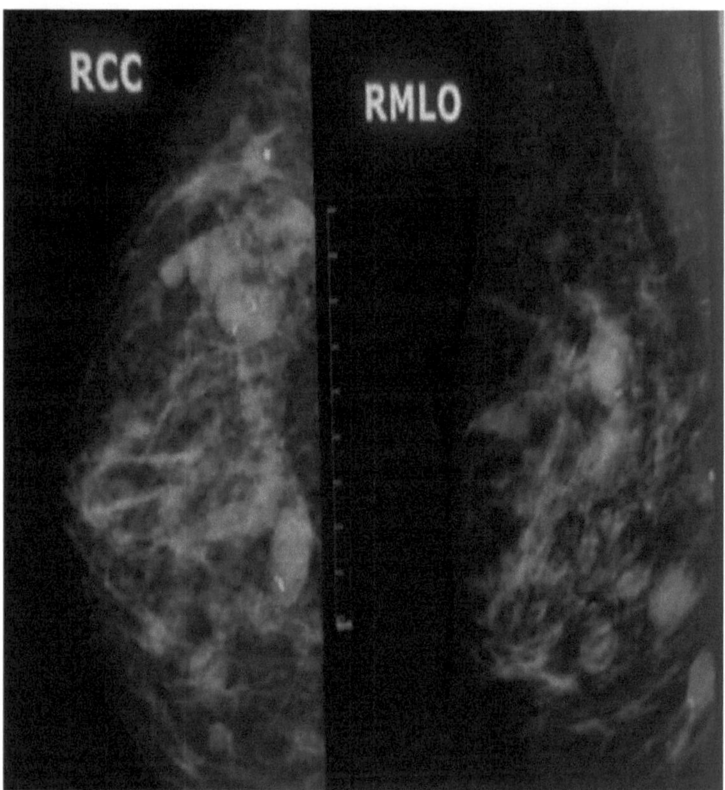

Figura 2. Mamografia direita, incidências frontal e oblíqua externa: massas isodensas circunscritas e dispersas, algumas com calcificações periféricas em forma de pipoca, associadas a distrofia quística.

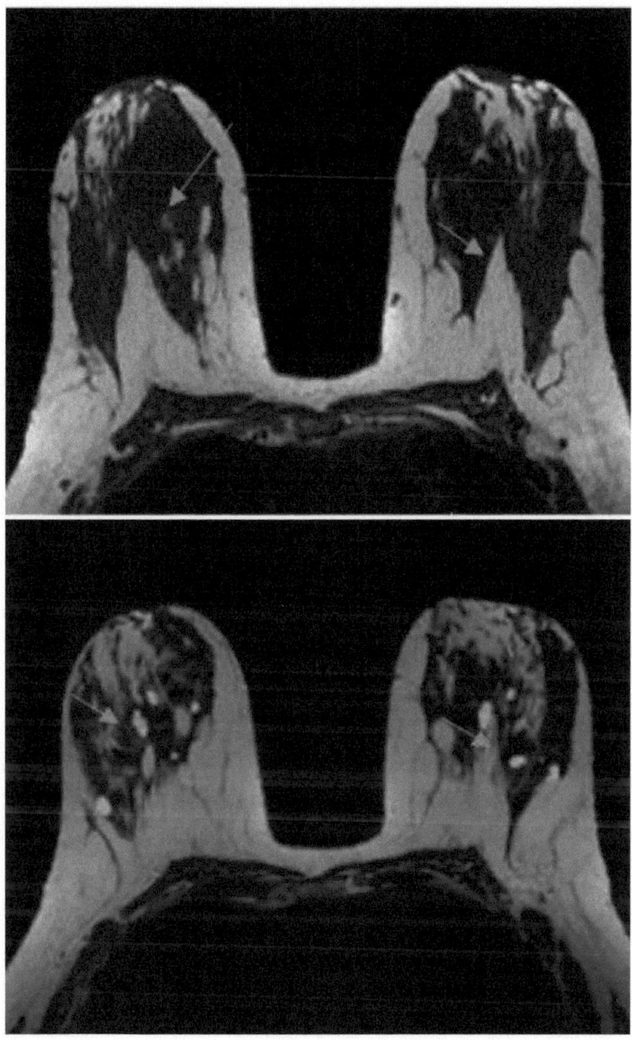

Figura 3. Distrofias císticas simples e bilaterais na RM, em T1 hipossinal(a), T2 hipersinal(b)

III. Imagiologia dos quistos mamários complicados

1. Introdução

Os quistos mamários complicados representam uma evolução dos quistos simples, caracterizados por alterações internas que podem levantar dúvidas de diagnóstico. Os quistos mamários complicados são lesões quísticas com caraterísticas atípicas ou alterações significativas do seu conteúdo. Embora permaneçam maioritariamente benignos, o seu aspeto imagiológico pode, por vezes, imitar o de lesões malignas, exigindo uma conduta diferente da dos quistos simples.

2. Epidemiologia

Menos comuns do que os quistos simples. Podem ocorrer em qualquer idade, mas são mais comuns em mulheres em idade fértil e na peri-menopausa.

3. Fisiopatologia

Frequentemente resultam de hemorragia ou infeção de um quisto simples, ou da presença de detritos celulares, levando a caraterísticas ecográficas complexas.

Não estão associados a um risco de cancro, mas requerem uma caraterização aprofundada para excluir patologia maligna.

4. Apresentação clínica

Pode ser assintomático, mas mais frequentemente apresenta-se como uma massa palpável. Pode causar uma sensação de peso ou uma dor ligeira, sobretudo se o quisto estiver inflamado ou infetado.

Estes quistos podem estar associados a sintomas clínicos como dor, inflamação ou caraterísticas radiológicas preocupantes.

A imagiologia desempenha um papel essencial na avaliação dos quistos mamários complicados, permitindo que estas lesões sejam diferenciadas de outras patologias da mama. Esta ficha informativa fornece uma compreensão aprofundada das técnicas de imagiologia utilizadas para avaliar quistos mamários complicados.

1.1. Mamografia

As caraterísticas radiológicas dos quistos mamários complicados na mamografia incluem:

1) Um aumento da densidade do quisto em relação ao tecido mamário circundante;
2) A presença de calcificações, particularmente calcificações grosseiras ou pleomórficas;
3) Um quisto que muda significativamente de tamanho, forma ou densidade

durante o acompanhamento radiológico.

1.2. Ultrassom

A ecografia é uma modalidade de imagiologia essencial para caraterizar quistos mamários complicados. As caraterísticas ecográficas dos quistos complicados incluem:

1) Massa com contornos circunscritos, por vezes indistintos;
2) Uma combinação de componentes sólidos e císticos;
3) Uma parede espessada devido a uma inflamação;
4) Ecogenicidade mista com ecos internos, ecos finos representando partículas de detritos ou ecos sólidos;
5) A presença de estruturas internas complexas, como septos ou ecos sólidos;
6) Sem reforço posterior.

1.3. MRI (Magnetic Resonance Imaging) :

As caraterísticas de RM dos quistos complicados incluem:

1) Contornos definidos ;
2) Sinais heterogéneos nas sequências ponderadas em T1 e T2, indicando um componente sólido ou hemorragia;
3) Contraste após injeção de meio de contraste ;
4) A presença de septos elevados.

6. Conclusão

A imagiologia desempenha um papel importante na avaliação dos quistos mamários complicados, permitindo diferenciar estas lesões de outras patologias mamárias com caraterísticas semelhantes. A mamografia, a ecografia e a ressonância magnética são modalidades complementares que fornecem informações detalhadas sobre a natureza, a composição e a vascularização dos quistos. Os quistos complicados são classificados como ACR BI-RADS 3. Recomenda-se o controlo em 4 meses.

Acompanhamento

Os quistos mamários complicados que são assintomáticos, estáveis ao longo do tempo e têm caraterísticas radiológicas benignas podem ser monitorizados regularmente com exames imagiológicos de seguimento.

Os quistos sintomáticos, que aumentam de tamanho ou que apresentam caraterísticas radiológicas preocupantes podem exigir a punção ou aspiração do conteúdo do quisto para aliviar os sintomas e confirmar o diagnóstico.

7. Referências

1) Gallego, G. (2005). "Nódulo palpável da mãe. " *Revista Colombiana de Obstetricia y Ginecología*.

2) Heath, C. B. (2010). "Aspiração de quisto mamário. "Em Procedimentos de cuidados primários na saúde da mulher. https: //doi. org/10. 1007/978-0-387-76604-1_19

3) Jackson, V. P., & Bassett, L. W. (1998). "Ecografia da mama. Breast Disease" [Doença da Mama]. [https: //doi. org/10. 3233/BD-1998-103-408](https: //doi. org/10. 3233/BD- 1998-103-408)

4) Grupo de Colaboração dos Investigadores do Cancro da Mama Precoce (EBCTCG). (2005). "Effects of chemotherapy and hormonal therapy for early breast cancer on recurrence and 15-year survival: an overview of the randomised trials. "The Lancet. [https: //doi. org/10. 1016/S0140-6736(05)66544-0](https: //doi. org/10. 1016/S0140- 6736(05)66544-0)

5) Sociedade Americana do Cancro (2016). "Cancro da mama; o que é o cancro da mama?" https: //doi. org/10. 1002/9780470041000. cedt005

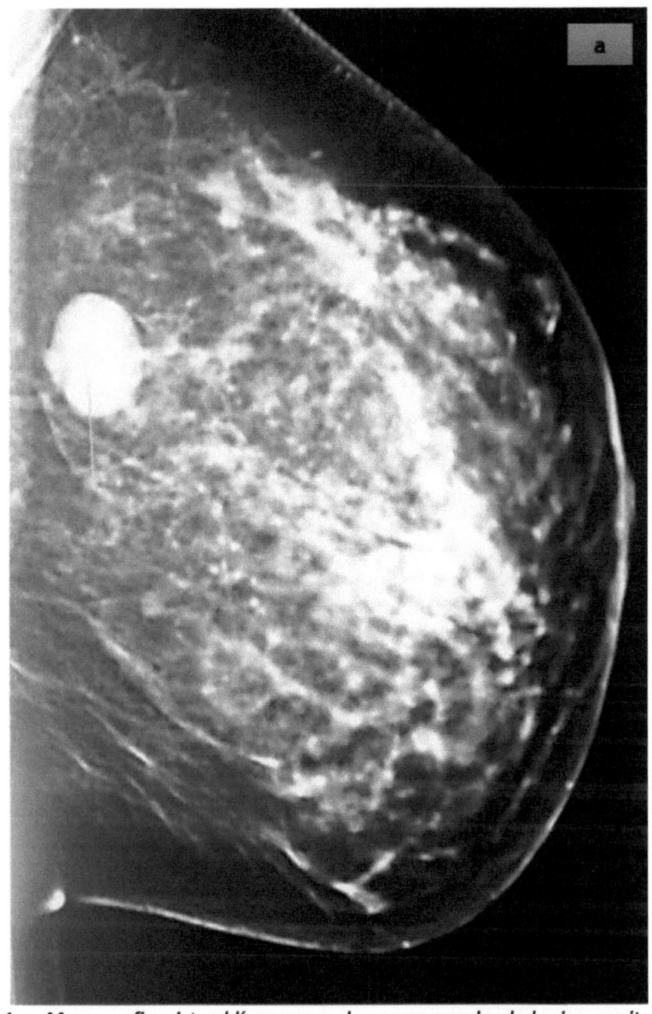

Figura 1. a. Mamografia, vista oblíqua esquerda: massa arredondada circunscrita de alta densidade homogénea no quadrante superior.

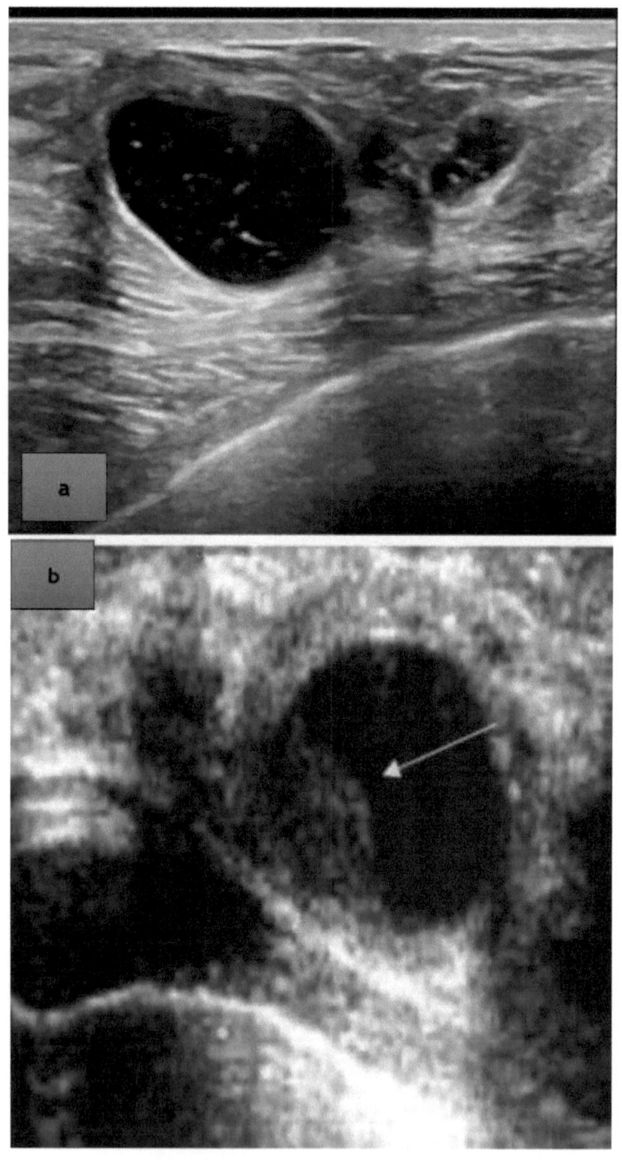
a
b

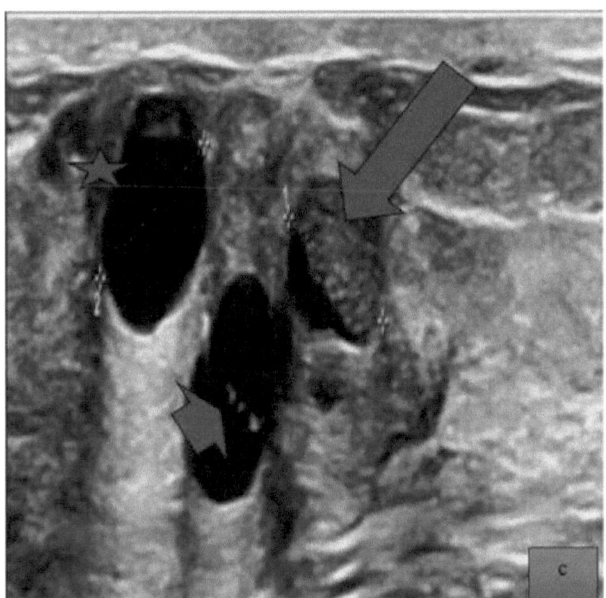

Figura 2. Ultrassonografia da mama a. Cisto complicado, com conteúdo anecogénico, finamente ecogénico. b. Cisto complicado, com conteúdo anecogénico, finamente ecogénico a jusante. c. Cisto complicado, com conteúdo anecogénico (estrela), finamente ecogénico em toda a extensão (seta), septado (ponta de seta).

IV. Imagiologia de um conjunto de quistos incorporados no tecido mamário

1. Introdução

Os grupos de quistos incrustados no tecido mamário representam um tipo particular de lesão quística, caracterizada pela presença de múltiplos quistos agrupados no tecido mamário. Também conhecida como papilomatose juvenil, ocorre em mulheres com menos de 30 anos. Trata-se de uma distrofia fibrocística localizada. Esta entidade pode representar um desafio diagnóstico, particularmente na distinção entre aglomerados quísticos benignos e lesões sólidas ou formações quísticas com potencial maligno. Uma avaliação imagiológica precisa é, por conseguinte, essencial para um tratamento adequado.

2. Etiologia

Os quistos mamários são lesões benignas, frequentemente resultantes de alterações fibrocísticas da mama. Os grupos de quistos podem estar associados a alterações hormonais, traumatismos ou processos inflamatórios. A expressão clínica pode ser :

> Uma massa palpável;

> Um armário irregular e sensível.

3. Métodos de imagiologia

3.1. Mamografia

Os grupos de quistos podem aparecer como áreas de densidade aumentada com ou sem contornos bem definidos, tornando-os difíceis de identificar em alguns casos, especialmente em mulheres com tecido mamário denso. Os quistos podem não ser claramente diferenciados das massas sólidas. A mamografia pode revelar microcalcificações (em três de cada quatro casos), dentro de uma densidade excessiva que é mal definida ou polilobada.

3.2. Ecografia mamária

A melhor modalidade para visualizar grupos de quistos, mostrando formações anecogénicas bem circunscritas com realce sonoro posterior, dentro de tecido glandular focal. Os quistos podem variar em tamanho e forma.

3.3. Imagem por Ressonância Magnética (MRI) da mama

Os quistos apresentam um sinal hiperintenso em T2 e são geralmente hipointensos em T1, sem realce após injeção de gadolínio, exceto nas paredes ou septos que se encontram espessados. Utilizado para avaliação complementar, particularmente quando os resultados da ecografia e da mamografia são ambíguos ou quando se suspeita da presença de componentes sólidos.

4. Cuidados e apoio

A monitorização por ultra-sons é muitas vezes suficiente para aglomerados de quistos tipicamente benignos, com acompanhamento periódico para monitorizar quaisquer alterações.

> **Biópsia:** Indicada se estiverem presentes caraterísticas atípicas ou se não for possível fazer uma distinção clara com lesões malignas;

> **Cirurgia:** Raramente necessária, exceto em caso de sintomas significativos ou de preocupações estéticas por parte do paciente.

5. Conclusão

Os grupos de quistos embebidos no tecido mamário são geralmente benignos, classificados pelo ACR como BI-RADS 3, mas é importante uma caraterização exacta por imagem para excluir malignidade. A ecografia mamária desempenha um papel central na avaliação inicial, complementada pela mamografia e, se necessário, pela RMN para uma análise mais aprofundada. O tratamento destas lesões depende das suas caraterísticas imagiológicas, da presença de sintomas e das preferências da doente, favorecendo uma abordagem personalizada ao tratamento das massas mamárias quísticas.

6. Referências

1) Gallego, G. (2005). "Nódulo Palpável da Mamã. "Revista Colombiana de Obstetricia y Ginecología*.

2) Heath, C. B. (2010). "Aspiração de quisto mamário. "Em Procedimentos de cuidados primários na saúde da mulher. [DOI: 10. 1007/978-0-387-76604 1_19](https: //doi. org/10. 1007/978-0-387-76604-1_19)

3) Jackson, V. P., & Bassett, L. W. (1998). "Ecografia da mama. Breast Disease" [Doença da Mama]. [DOI: 10. 3233/BD-1998-103-408](https: //doi. org/10. 3233/BD-1998-103-408)

4) Grupo de Colaboração dos Investigadores do Cancro da Mama Precoce (EBCTCG). (2005). "Effects of chemotherapy and hormonal therapy for early breast cancer on recurrence and 15-year survival: an overview of the randomised trials. "The Lancet. [DOI: 10. 1016/S0140-6736(05)66544-0](https: //doi. org/10. 1016/S0140-6736(05)66544- 0)

5) Sociedade Americana do Cancro (2016). "Cancro da mama; O que é o cancro da mama?" [DOI: 10. 1002/9780470041000. cedt005](https://doi . org/10. 1002/9780470041000. cedt005)

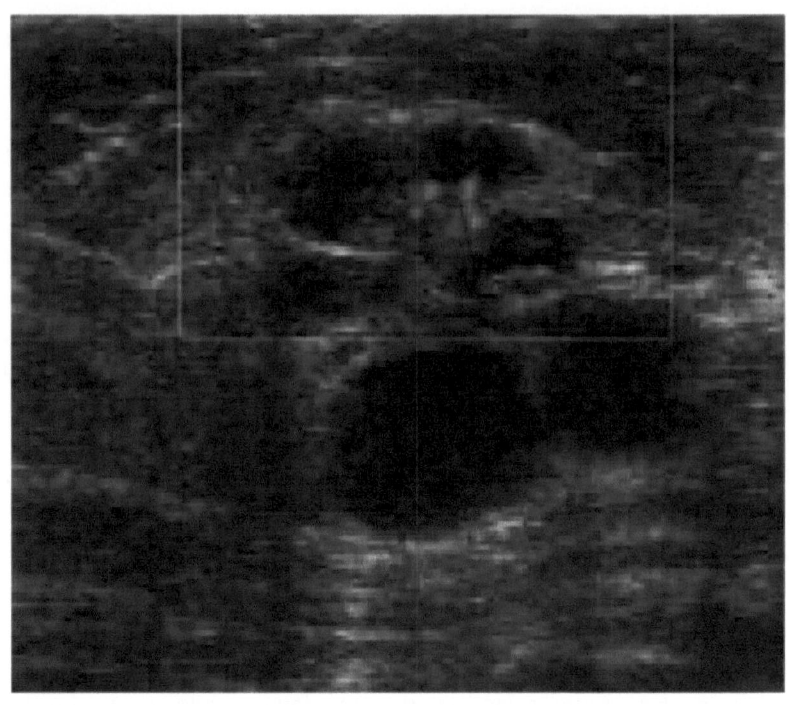

Fig. 1. Ecografia mamária: aglomerado de microcistos numa área hiperecóica focal (papilomatose juvenil).

V. Imagiologia de quistos mamários complexos

1. Introdução

Os quistos mamários complexos são lesões com contornos pouco nítidos e caraterísticas internas heterogéneas na imagiologia. Distinguem-se dos quistos simples pela presença de septos espessos ou de nódulos intracísticos e podem, por vezes, constituir um desafio diagnóstico por mimetizarem lesões malignas, exigindo uma microbiópsia guiada por ultra-sons dirigida à área suspeita, incluindo a parede do quisto. A colocação de um clipe intra-lesional é essencial devido ao risco de desaparecimento da lesão, particularmente de lesões pequenas (< 7 mm), e em caso de quimioterapia neoadjuvante planeada.

2. Métodos de imagiologia

2.1. Mamografia

Os quistos complexos podem aparecer como massas densas com ou sem calcificações. Os septos ou espessamentos da parede não são visíveis.

2.2. Ecografia mamária

O método de eleição para avaliar quistos mamários, distinguir entre lesões sólidas e líquidas e orientar procedimentos de biopsia. Permite a visualização da natureza líquida da lesão, septações, espessamento da parede e nódulos intracísticos. Os quistos complexos têm ecogenicidade variável com áreas anecogénicas e ecogénicas.

2.3. Imagem por Ressonância Magnética (MRI) da mama

Oferece uma resolução de contraste superior, permitindo uma avaliação detalhada das caraterísticas internas de quistos complexos, incluindo a presença de componentes sólidos. É utilizado em casos indeterminados na ecografia ou para avaliar a extensão da doença em doentes com lesões suspeitas ou malignas.

3. Critérios de diagnóstico

> A favor da benignidade: quistos com septos finos, sem nódulos sólidos ou espessamento significativo da parede ;

> Suspeita de malignidade: Presença de nódulos sólidos, espessamento irregular da parede ou sinais de vascularização anormal na ecografia com Doppler.

4. Cuidados e apoio

> **Monitorização:** Os quistos complexos benignos podem ser monitorizados por ecografia a intervalos regulares;

> **Biópsia:** As lesões com caraterísticas suspeitas ou indeterminadas requerem biópsia sob orientação ecográfica para excluir malignidade.

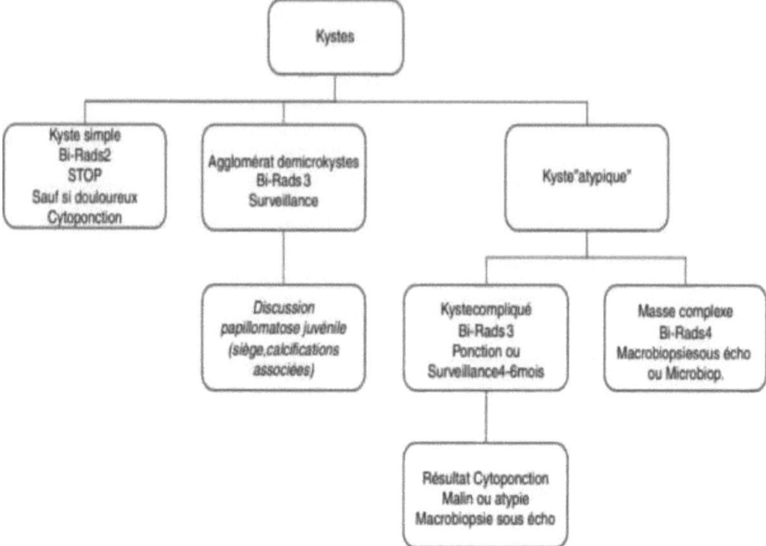

5. Referências

1) Candelária RP, Hwang L, Bouchard RR, Whitman GJ. Ultrassom da mama: conceitos atuais. Semin Ultrasound CT MR 2013;34(3): 213-25.

2) Youk JH, Gweon HM, Son EJ, Han KH, Kim JA. Valor diagnóstico da elastografia de ondas de cisalhamento disponível comercialmente para cancros da mama: integração na classificação BI-RADS com subcategorias da categoria 4. Eur Radiol 2013;23(10): 2695- 704.

3) Berg WA, Campassi CI, Ioffe OB. Lesões císticas da mama: correlação ultra-sonográfica e patológica. Radiologia 2003;227(1): 183-91. Massas císticas complexidades na ecografia mamária 185

4) Trop I, Dugas A, David J, El Khoury M, Boileau JF, Larouche N, et al. Abcessos da mama: algoritmos baseados em evidências para o diagnóstico, gestão e acompanhamento. Radiografia 2011;31(6): 1683-99

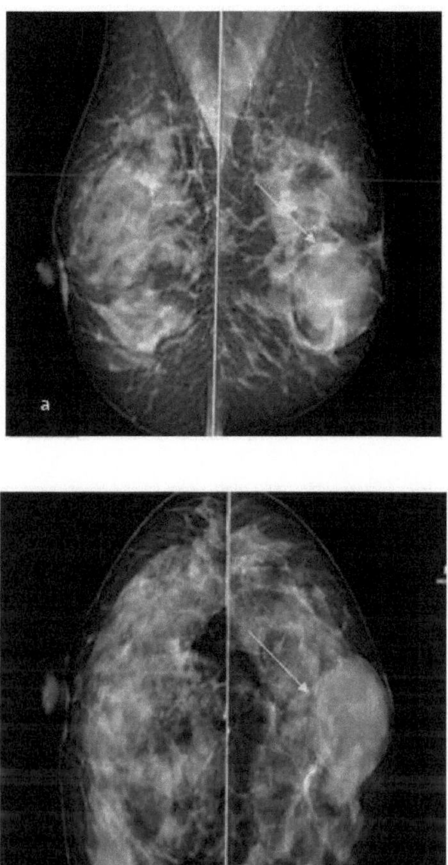

Figura 1: Mamografia bilateral: vistas oblíquas externas (a), faces. Massa isodensa do QMI esquerdo, grosseiramente arredondada, circunscrita, homogénea (b).

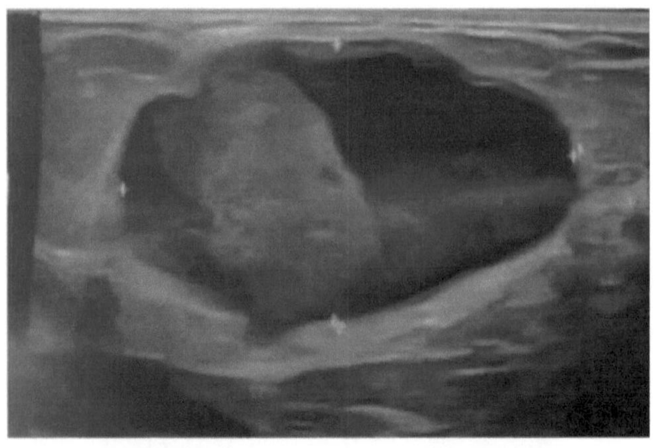

Figura 2. Ecografia mamária. Massa lobulada complexa com contornos circunscritos sólido-císticos de predomínio cístico

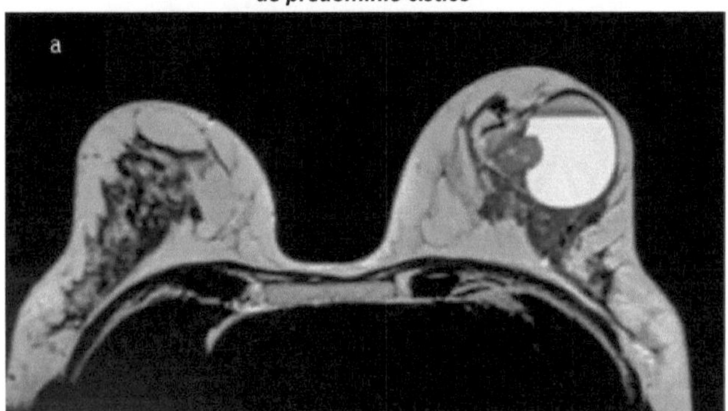

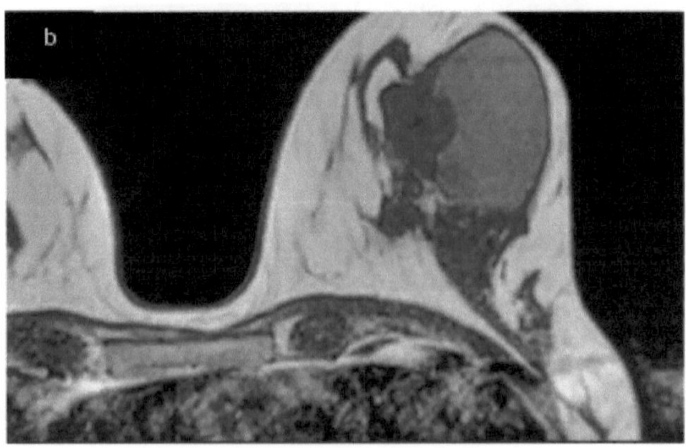

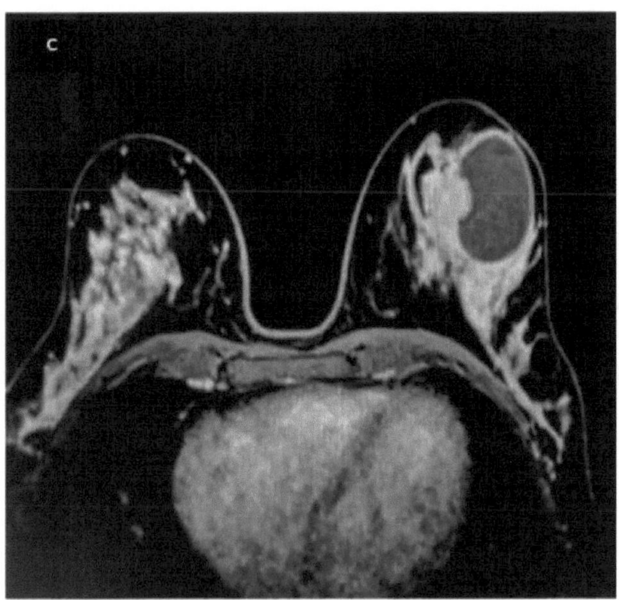

Figura 3. RM da mama, cortes axiais. a. Sequencial ponderada em T2: mama esquerda soli do massas císticas em hipersinal heterogéneo em T2; b. Sequencial ponderada em T1 T1 sequencial; c. Realce heterogéneo do componente carnoso e espessamento da parede periférica

VI. Imagiologia das galactoceles mamárias

1. Introdução

As galactoceles mamárias são lesões benignas da mama que se formam devido à acumulação de leite nos ductos lácteos, geralmente devido à obstrução de um ducto galactóforo. Ocorrem mais frequentemente em mulheres que estão a amamentar ou após o desmame. Esta ficha informativa abrange as caraterísticas imagiológicas essenciais das galactoceles para ajudar a identificá-las e a geri-las.

2. Epidemiologia

Afecta predominantemente as mulheres no período pós-parto, as que estão a amamentar ou as que foram desmamadas. Pode ocorrer em qualquer idade durante o período reprodutivo, mas é mais comum em mães jovens.

3. Fisiopatologia

A galactocele forma-se devido à obstrução de um ducto lácteo, levando a uma acumulação de leite. A composição do líquido pode alterar-se com o tempo, tornando-se mais oleoso ou mais espesso, o que afecta o seu aspeto na imagiologia.

4. Apresentação clínica

Frequentemente descoberto por acaso ou aquando da palpação de uma massa mole, móvel e indolor. Pode causar um ligeiro desconforto, mas geralmente é assintomática.

5. Imagiologia

A imagiologia desempenha um papel essencial na avaliação das galactoceles mamárias, particularmente quando existe suspeita clínica.

5.1. Mamografia

A mamografia é frequentemente utilizada como a principal modalidade de imagiologia para avaliar galactoceles mamários. As caraterísticas radiológicas das galactoceles mamográficas incluem:

1) Massa bem circunscrita, frequentemente redonda ou oval, com contornos circunscritos;
2) Densidade radiológica variável, dependendo da concentração de líquido no interior da galactocele;
3) Podem aparecer como lesões bem definidas, mas a densidade pode variar de acordo com a composição do conteúdo;
4) As galactoceles ricas em gordura podem parecer radiolucentes, enquanto as galactoceles com conteúdo mais denso serão radiopacas;
5) Ausência de calcificações significativas;

As galactoceles mamárias podem localizar-se em qualquer parte da mama, mas são frequentemente observadas nos quadrantes superior-externo e na região retroarolar.

5.2. Ultrassom

A ecografia mamária é uma modalidade de imagiologia essencial para caraterizar as galactoceles mamárias. As caraterísticas ecográficas das galactoceles incluem:

1) Massa bem circunscrita, frequentemente anecóica, com contornos circunscritos;

2) Paredes espessas e hiperecóicas na periferia, correspondendo à cápsula fibrosa da galactocele;

3) Pode ter níveis internos de líquido-líquido ou ecos internos flutuantes, dependendo da separação do conteúdo.

5.3. MRI (Imagem por Ressonância Magnética)

A RM da mama é uma modalidade de imagiologia sensível para detetar e caraterizar galactoceles da mama, mas a sua utilização é menos comum do que a mamografia e a ecografia. As caraterísticas da RM incluem:

1) Massa bem circunscrita com contornos suaves. Podem ser observadas estruturas tubulares contínuas com uma orientação do mamilo e conteúdo de água ou gordura;

2) Um sinal que varia de acordo com a concentração de líquido no interior da galactocele;

3) Sem realce significativo após a injeção do meio de contraste na ausência de sinais clínicos de inflamação.

6. Conclusão

As galactoceles são lesões benignas associadas à amamentação, caracterizadas por apresentações imagiológicas distintas que reflectem o seu conteúdo. Uma abordagem diagnóstica informada e um tratamento conservador são frequentemente suficientes, minimizando o desconforto para o doente e evitando intervenções desnecessárias.

7. Referências

1) Park YH, Lee YH, Kwon TH. Achados ultra-sonográficos de doenças da mama durante a gravidez e o período de lactação. J Korean Radiol Soc. 1995;33(3): 443-7. [Google Scholar].

2) Amr SS, Sa'di AR, Ilahi F, Sheikh SS. The spectrum of breast diseases in Saudi Arab females: a 26-year pathological survey at Dhahran health center. Ann Saudi Med. 1995;15(2): 125-32. [PubMed] [Google Scholar]

3) Adesunkanmi AR, Agbakwuru EA. Doença benigna da mama no hospital Wesley guild, Ilesha, Nigéria. West Afr J Med. 2001;20(2): 146-51. [PubMed] [Google Scholar]

4) Kim MJ, Kim EK, Park SY, Jung HK, Oh KK, Seok JY. Galactoceles mimetizando massas sólidas suspeitas na ultrassonografia. J Ultrasound Med. 2006;25(2): 145-51. [PubMed] [Google Scholar]

5) James M, Winkler MD. Galactocele da mama. Am J Surg. 1964;108(3): 357-60. [PubMed] [Google Scholar]

6) Stevens K, Burrell HC, Evans AJ, Sibbering DM. A aparência ultra-sonográfica das galactocoeles. Br J Radiol. 1997;70(831): 239-41. [PubMed] [Google Scholar]

7) Gomez A, Mata JM, Donoso L, Rams A. Galactocele: três aspectos radiográficos distintos. Radiology. 1986;158(1): 43-4. [PubMed] [Google Scholar]

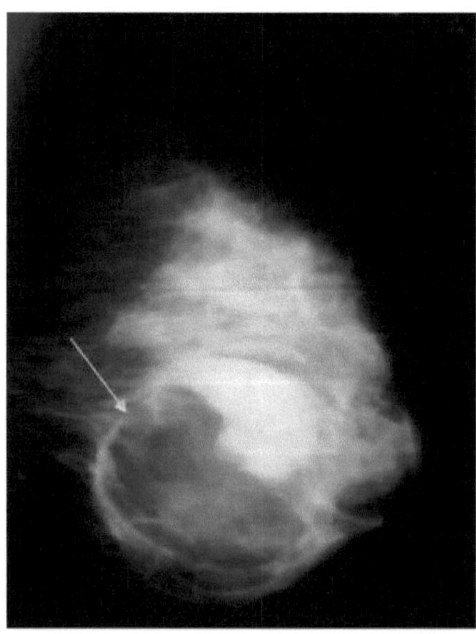

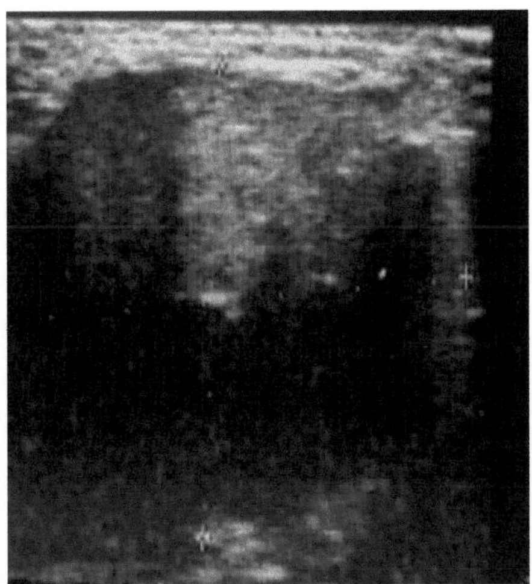

Figura 1. a. Mamografia de galactocele: Massa circunscrita, redonda, com contornos circunscritos, de duplo tom radiolucente, associada à gordura, enquanto as de conteúdo mais denso serão radiopacas, associadas ao leite. b. Ecografia mamária de nível 1: Massa bem circunscrita, redonda, com contornos circunscritos líquido-líquido.

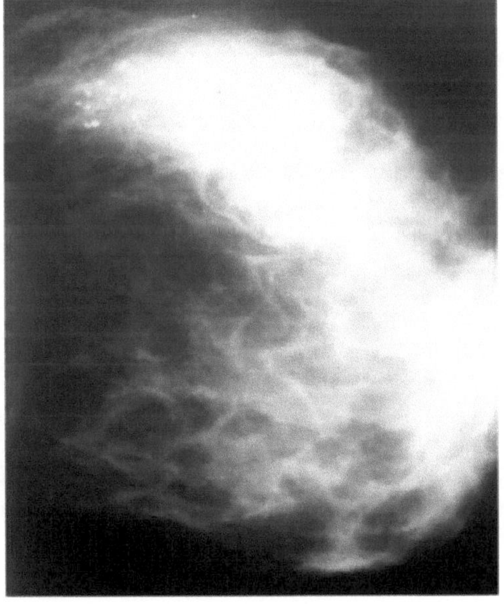

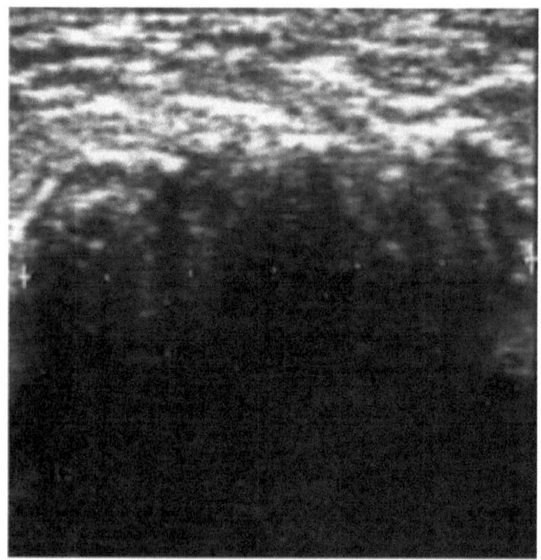

Figura 2, a. Mamografia de galactocele: Uma massa oval bem circunscrita, com contornos circunscritos em alguns locais, mascarada noutros.
b. Massa mamária ultra-sonográfica bem circunscrita, redonda ou oval com contornos circunscritos contendo ecos internos flutuantes.

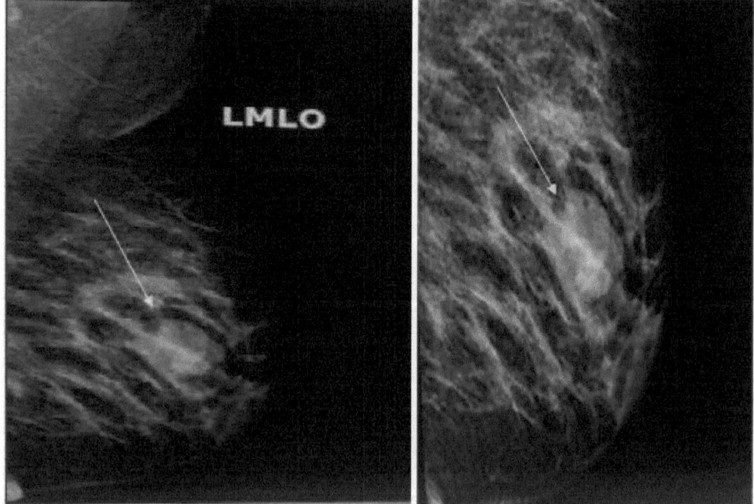

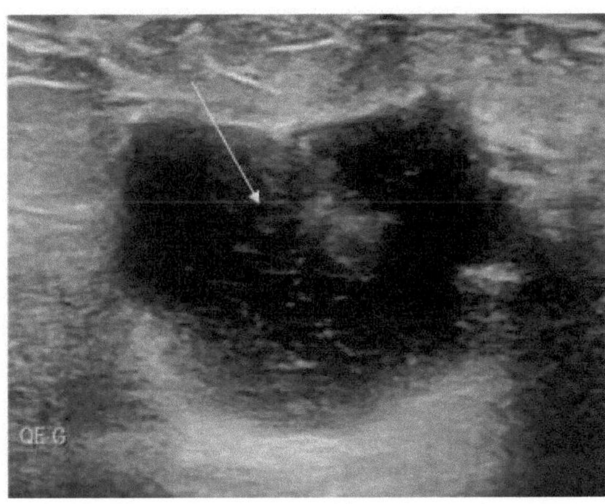

Figura 3, a. Mamografia de galactocele: Massa oval bem circunscrita, com contornos circunscritos. b. Ultrassonografia mamária de galactocele: massa lobulada, bem circunscrita em alguns locais, contendo ecos internos flutuantes.

VII. Imagiologia dos lipomas da mama

1. Introdução

Os lipomas mamários são tumores benignos compostos por tecido adiposo maduro. Embora sejam geralmente considerados lesões benignas, a imagiologia desempenha um papel importante no seu diagnóstico e caraterização.

2. Epidemiologia

Pode ocorrer em qualquer idade, incluindo nos homens.

3. Fisiopatologia

Tumores benignos compostos exclusivamente por tecido adiposo, que geralmente crescem lentamente e não tendem a infiltrar-se nos tecidos circundantes.

4. Apresentação clínica

Frequentemente assintomático e descoberto incidentalmente por imagiologia ou palpação. Pode apresentar-se como uma massa palpável, mole, móvel e indolor.

5. Métodos de imagiologia

5.1. Mamografia

A mamografia é frequentemente utilizada como a principal modalidade de imagiologia para avaliar os lipomas da mama. As caraterísticas radiológicas dos lipomas da mama na mamografia incluem:

1) Massa bem circunscrita, de forma oval ou redonda, com contornos circunscritos suaves;

2) Baixa densidade radiológica, relacionada com o conteúdo lipídico do lipoma.

3) Ausência de calcificações significativas, embora por vezes possam estar presentes calcificações punctiformes;

4) Os lipomas da mama localizam-se frequentemente no tecido adiposo, a uma distância do parênquima glandular.

5.2. Ultrassom

A ecografia é uma modalidade de imagem essencial para a caraterização dos lipomas mamários. É geralmente hipoecogénico com a mesma ecoestrutura que a gordura subcutânea, atravessada por finas trabéculas. Menos frequentemente, o lipoma é hiperecóico, o que Linda explica por uma elevada densidade de adipócitos compactamente dispostos, criando múltiplas interfaces. As caraterísticas ecográficas dos lipomas da mama incluem:

1) Uma massa bem definida com contornos suaves;

2) Ecogenicidade fraca ou mista, devido à presença de tecido adiposo;

3) Textura homogénea dos ultra-sons;

4) Os lipomas mamários localizam-se geralmente no tecido subcutâneo ou no pavimento mamário.

5.3. MRI (Imagem por Ressonância Magnética)

A RM é uma modalidade de imagiologia sensível e específica utilizada na imagiologia mamária para detetar e caraterizar os lipomas da mama. As caraterísticas da RM incluem :

Aparência :

1) Uma massa bem definida com contornos suaves;

2) Um sinal hiperintenso em T1 e supressão do sinal na saturação de gordura;

3) Sem realce após a injeção do meio de contraste;

4) Os lipomas da mama podem estar localizados no tecido adiposo ou perto do parênquima glandular.

6. Conclusão

A imagiologia desempenha um papel essencial no diagnóstico e na caraterização dos lipomas da mama. Os lipomas da mama são lesões adiposas benignas com caraterísticas imagiológicas distintas que facilitam o seu diagnóstico. Um conhecimento profundo destas caraterísticas permite um tratamento adequado, minimizando intervenções desnecessárias e a ansiedade dos doentes.

7. Referências

1) Journo G, Bataillon G, Benchimol R, Bekhouche A, Dratwa C, Sebbag-Sfez D et al. Imagens hiperecogénicas da mama: nem tudo o que reluz é ouro! Insights Imaging 2018; 9: 199-209.

2) Colégio Americano de Radiologia. Sistema ilustrado de relatório e data de imagiologia mamária (BIRADS), 3ª ed., Reston: American College Radiology, 2013. Reston: Colégio Americano de Radiologia, 2013.

3) Stavros AT, Thickman D, Rapp CI, Denis MA, Parker SH, Sisney GA. Nódulos sólidos da mama: utilização da ecografia para distinguir entre lesões benignas e malignas. Radiologia 1995; 196: 123-124.

4) Linda A, Zuiani C, Lorenzon M, Furlan A, Girometti R, Londero V et al. Hyperechoic lesions of the breast: not always benign. AJR 2011; 196: 1219-1224

5) Linda A, Zuiani C, Lorenzon M, Furlan A, Londero V, Machin P et al. O vasto espetro de lesões hiperecogénicas da mama. Clin Radiol 2011; 66: 559-565.

6) Fouque O, Kind M, Boulet B, Brisse H, Kemel S, Genah I et al. Estratégia de

diagnóstico em face de um tumor de tecido mole gordo em adultos. J Imag Diagn Interv 2018; 1: 265- 283.

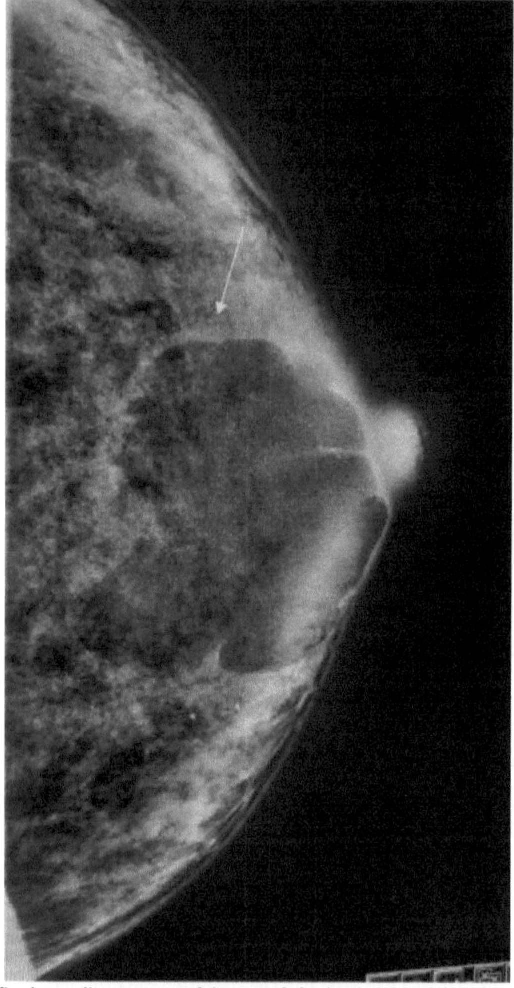

Figura 1: Mamografia de um lipoma mamário na aréola: bem circunscrito, com nitidez retroareolar homogénea, sem microcalcificações.

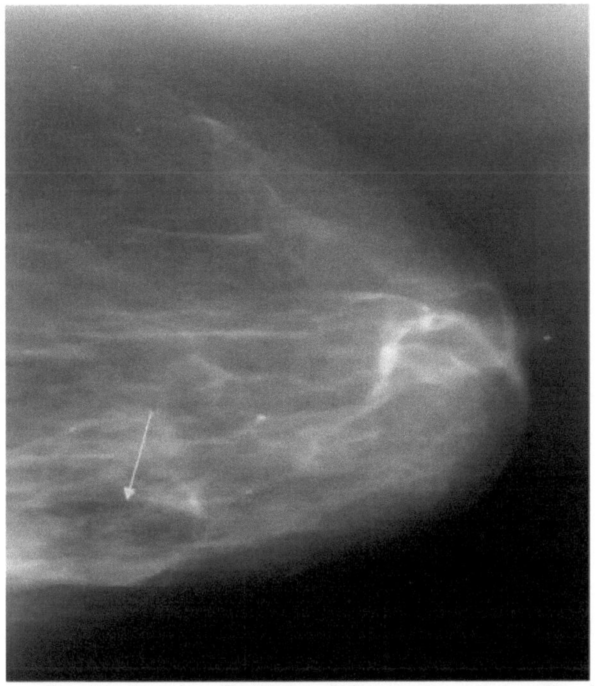

Figura 2. Mamografia, vista frontal, a. Claridade radiolucente, bem circunscrita e homogénea do quadrante interno.

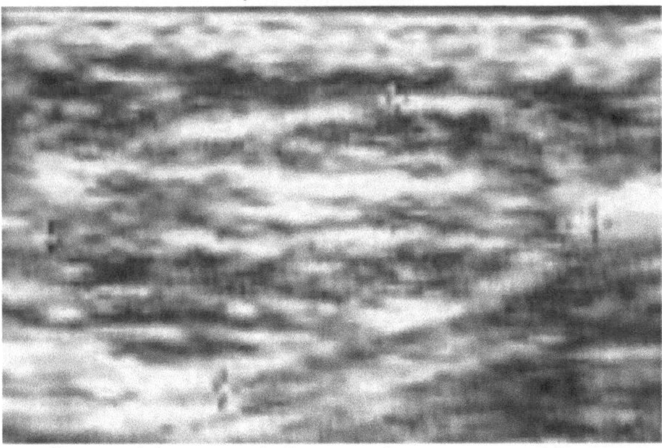

Figura 3: Ecografia mamária: massa de forma oval com contornos circunscritos, isoecóica, homogénea.

VIII. Imagiologia de quistos de óleo mamários

1. Introdução

Os quistos oleosos da mama, também conhecidos como necrose cística dos lábios, são uma forma particular de lesão benigna da mama. Resultam frequentemente de traumatismo ou cirurgia anterior, levando à necrose do tecido adiposo e à acumulação de lípidos no interior de uma cavidade quística. Esta ficha de dados foi concebida para o ajudar a avaliar e caraterizar os quistos de óleo da mama utilizando diferentes técnicas de imagiologia.

2. Epidemiologia

Os quistos oleosos podem ocorrer em qualquer idade, mas são mais frequentemente diagnosticados em mulheres de meia-idade ou mais velhas, particularmente naquelas que foram submetidas a trauma ou cirurgia mamária.

3. Fisiopatologia

A liponecrose cística ocorre quando o tecido adiposo da mama é danificado, levando à necrose e à formação de cavidades cheias de material adiposo e, por vezes, de detritos celulares.

4. Apresentação clínica

Os quistos oleosos são frequentemente assintomáticos e descobertos incidentalmente durante um exame imagiológico. No entanto, podem aparecer como uma massa palpável, por vezes sensível.

5. Métodos de imagiologia

5.1. Mamografia

- Os quistos oleosos podem aparecer como lesões redondas ou ovais com contornos bem definidos;
- Apresentam uma densidade radiológica variável, com zonas de radiotransparência devido ao conteúdo lipídico;
- Podem ocorrer calcificações periféricas ou intracísticas como resultado de cicatrização ou necrose.

5.2. Ultrassom

- Na ecografia, os quistos oleosos podem apresentar uma ecogenicidade variável, frequentemente com um aspeto anecoico central devido ao conteúdo lipídico;
- As paredes do quisto podem estar espessadas e calcificadas, reflectindo um processo inflamatório ou cicatricial;

- O reforço acústico posterior pode estar presente, indicando a natureza líquida do conteúdo.

5.3. MRI (Imagem por Ressonância Magnética)

- Na RM, os quistos oleosos apresentam tipicamente um sinal hiperintenso nas sequências T1, caraterístico do tecido lipídico;
- A supressão do sinal em sequências com saturação de gordura confirma a presença de lípidos.
- O realce mínimo ou inexistente após a injeção do meio de contraste indica uma natureza predominantemente cística e benigna.

6. Conclusão

Os quistos oleosos da mama são lesões benignas resultantes da necrose do tecido adiposo. Têm caraterísticas imagiológicas distintas que ajudam a diferenciá-los de outras lesões mamárias.

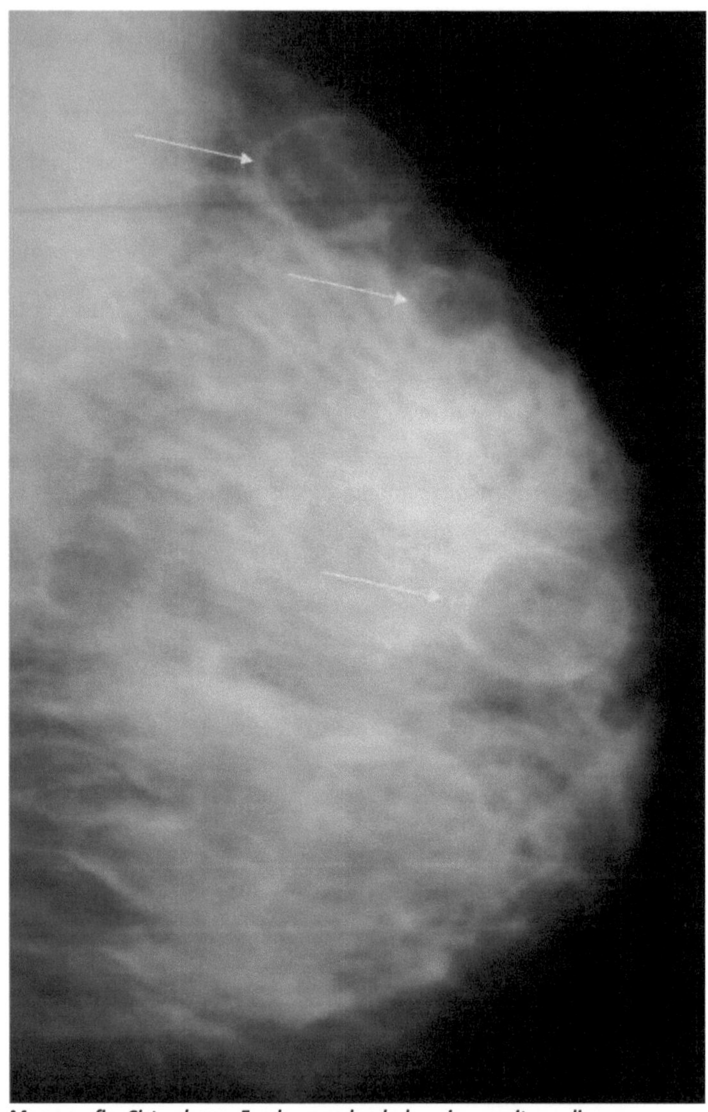

Figura 1. Mamografia. Cisto oleoso. Fendas arredondadas, circunscritas e dispersas.

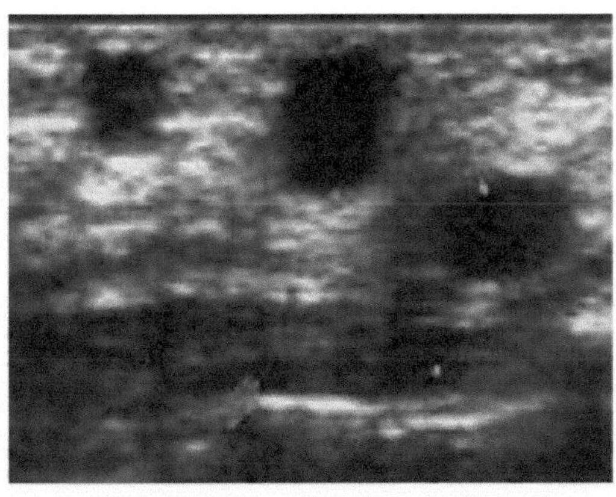

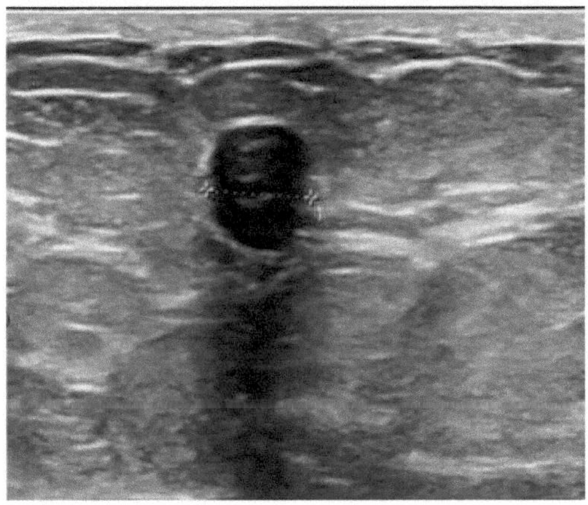

Figura 2. Ultrassonografia da mama. Cisto oleoso. Cistos, arredondados, anecóicos no tecido adiposo, circunscritos, dispersos.

IX. Imagiologia dos gânglios linfáticos intramamários

1. Introdução

Os gânglios linfáticos intramamários são estruturas linfáticas normais presentes no tecido mamário. Embora sejam geralmente benignos, a sua identificação e caraterização são importantes para excluir patologias malignas associadas. São da classe BI. RADS 2 do ACR.

2. Etiologia

Os gânglios intramamários são gânglios linfáticos localizados no interior do tecido mamário. Podem tornar-se mais aparentes ou palpáveis devido a alterações hormonais, infecções, processos inflamatórios ou reacções a traumatismos.

3. Métodos de imagiologia

3.1. Mamografia

Os nódulos intramamários apresentam-se como massas redondas ou ovais com um centro ou entalhe radiolucente, cujo componente denso apresenta contornos circunscritos, imitando um "alvo" ou "auréola". Localizam-se geralmente na região superior-externa da mama, em oposição a um eixo vascular. A mamografia pode detetar a presença de nódulos intra-mamários, mas pode necessitar de outras modalidades de imagem para uma caraterização completa.

3.2. Ecografia mamária

O gânglio intramamário tem um aspeto hipoecóico central (o seio ganglionar) rodeado por um córtex ecogénico regular com menos de 3 mm. A sua forma é geralmente oval, em forma de rim e orientada paralelamente à pele.

A ecografia é altamente eficaz na caraterização dos nódulos intramamários, demonstrando a sua estrutura interna e permitindo distinguir os nódulos benignos das lesões sólidas suspeitas.

3.3. Imagem por Ressonância Magnética (MRI) da mama

Os nódulos intramamários podem apresentar realce máximo após a injeção de gadolínio, com um Wachs out em T1 e T2.

A RM é utilizada nos casos em que a mamografia e a ecografia não são suficientes para excluir uma patologia maligna, oferecendo uma avaliação pormenorizada da morfologia e da vascularização dos gânglios linfáticos.

4. Diagnóstico diferencial

- Metástases em gânglios linfáticos ;
- Fibroadenomas ;

> Quistos complexos.

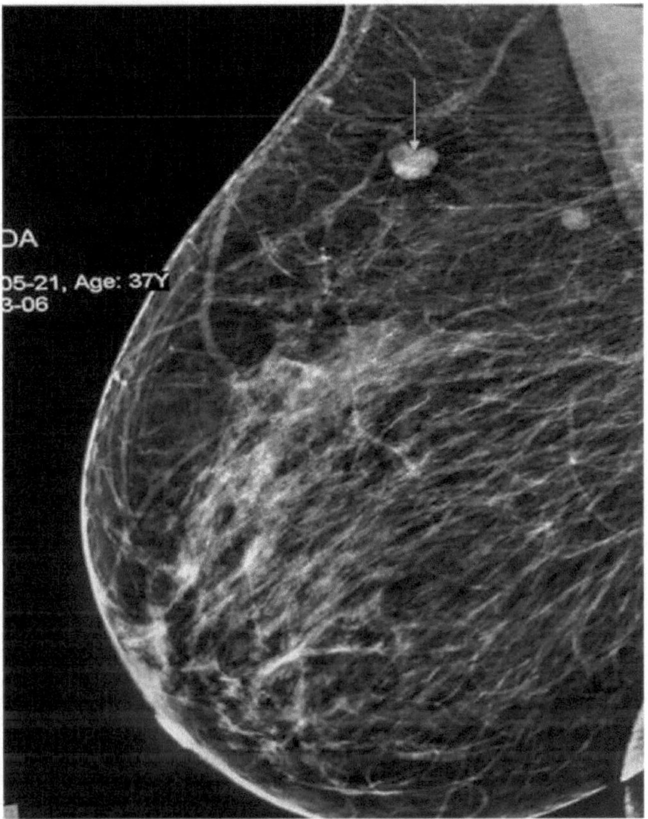

Figura 1. Mamografia oblíqua externa direita. Nódulo intra-mamário com entalhe cortical periférico no quadrante superior, oposto a um eixo vascular (seta).

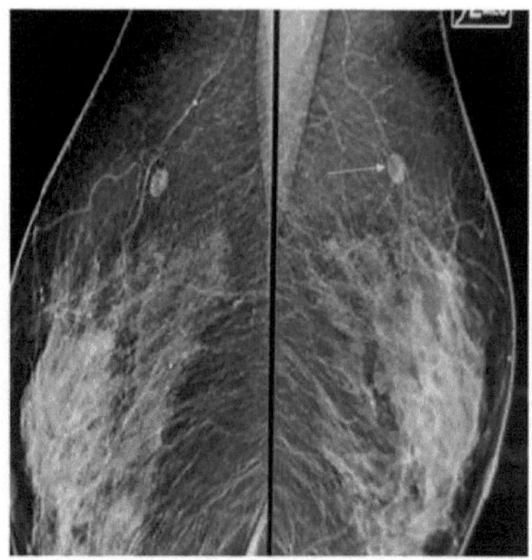

Figura 2: Mamografia bilateral com incidências oblíquas externas. Nódulos intra-mamários, com nitidez central, localizados no quadrante superior, opostos a um eixo vascular. (seta)

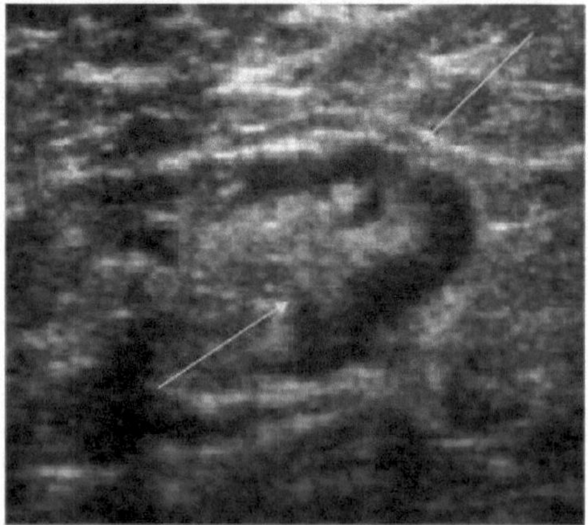

Figura 3: Ultrassonografia mamária. Nódulo intra-mamário, ovalado com córtex hipoecóico, fino e regular, e hilo gorduroso central (seta).

X. Imagiologia dos fibroadenomas da mama

1. Introdução

Os fibroadenomas são um dos tumores benignos da mama mais comuns, especialmente em mulheres jovens. Embora sejam geralmente benignos, a sua avaliação exacta por imagiologia é importante para distinguir os fibroadenomas de outras lesões da mama, particularmente as de natureza maligna.

2. Etiologia

Os fibroadenomas são de origem lobular com dois contingentes epitelial e conjuntivo. O risco de degeneração é muito baixo (1/10.000).

Os fibroadenomas são influenciados pelas hormonas, em particular pelos restrogénios, pelo que são mais comuns em mulheres jovens em idade fértil. Podem variar em tamanho, número e aparência ao longo do tempo, particularmente durante a gravidez e a amamentação. Pode ser complexo quando associado a quistos, adenoses esclerosantes, calcificações e alterações apócrinas e papilares.

3. Métodos de imagiologia

3.1. Mamografia

Os fibroadenomas apresentam-se como massas bem circunscritas, ovais ou redondas, por vezes lobuladas, com ou sem calcificações grosseiras. Estão geralmente isolados do tecido glandular circundante.

A mamografia é importante para a deteção e localização dos fibroadenomas e para a pesquisa de alterações como a presença de microcalcificações associadas à degenerescência, que permanece excecional. A ecografia é frequentemente necessária para uma caraterização mais precisa.

Com a idade, os fibroadenomas tendem a regredir e a calcificar, sendo as calcificações típicas em forma de "pipocas" ou "corais".

3.2. Ecografia mamária

Os fibroadenomas apresentam-se como lesões sólidas, bem circunscritas, hipoecogénicas, homogéneas, de forma ovalada e margens lisas, com um eixo longo paralelo ao plano cutâneo, apresentando realce posterior. A atenuação acústica posterior é rara.

A ecografia permite um estudo detalhado da ecoestrutura interna do fibroadenoma, facilitando a distinção entre lesões benignas e suspeitas e orientando os procedimentos imagiológicos de intervenção.

3.3. Imagem por Ressonância Magnética (MRI) da mama

Na RM, os fibroadenomas apresentam geralmente uma massa oval com

contornos circunscritos iso ou hipointensos em T1 e um hipersinal franco em T2 que varia em função do conteúdo tecidular. componente epitelial (favorecendo o hipersinal) em relação ao componente fibroso (favorecendo o hipossinal).
Os anteparos podem ser detectados em T2 (o janelamento deve ser ótimo) ou em sequências nativas com contraste negativo injetado. A ausência de realce dos septos nos fibroadenomas é caraterística.
O comportamento hemodinâmico dinâmico de um fibroadenoma é tipicamente o de um tumor benigno, ou seja, lento, centrífugo, homogéneo e progressivo com um patamar secundário.
Com a idade, os fibroadenomas tendem a regredir e a calcificar, sendo as calcificações típicas em forma de "pipocas" ou "corais".

4. Diagnóstico diferencial

- Quistos com conteúdo ecogénico ;
- Tumores filodes ;
- Alguns cancros da mama triplo-negativos.

5. Cuidados e apoio

Os fibroadenomas pequenos e assintomáticos podem simplesmente ser monitorizados para detetar quaisquer alterações no tamanho ou nas caraterísticas. São classificados como ACR BI-RADS 3.
A biópsia pode ser recomendada para fibroadenomas atípicos, para os que se alteram rapidamente ou se não for possível estabelecer a distinção com uma lesão maligna. A cirurgia é considerada para fibroadenomas grandes e sintomáticos, ou para aqueles que são motivo de preocupação para o doente.

6. Referências

1) Cecilia JI, Miller A, Balassanian R, Mukhtar RA. Início precoce, fibroadenomas múltiplos e bilaterais da mama: relato de caso. BMC Women's Health. 2021, 21: 170

2) Amshel CE, Sibley E. Múltiplos fibroadenomas unilaterais. The breast journal. 2001;7(3): 189-91.

3) Vinod A, Ashok KR, Gajendra SR, Shashi R. Múltiplos fibroadenomas em seios bilaterais de uma mulher de 20 anos - um relato de caso raro. AJCRS. 2020;3(1): 19-22.

4) Michelle L, Hooman TS. Fibroadenomas da mama em adolescentes: perspectivas actuais. Saúde, Medicina e Terapêutica do Adolescente 2015: 6 159-163.

5) CAMARA O, EGBE A, KOCH I, HERRMANN J, GAJDA M, BALTZER P, RUNNEBAUM IB. Tratamento Cirúrgico do Fibroadenoma Bilateral Múltiplo da Mama: A Técnica de Ribeiro Modificada por Rezai. ANTICANCER RESEARCH. 2009, 29: 28232826

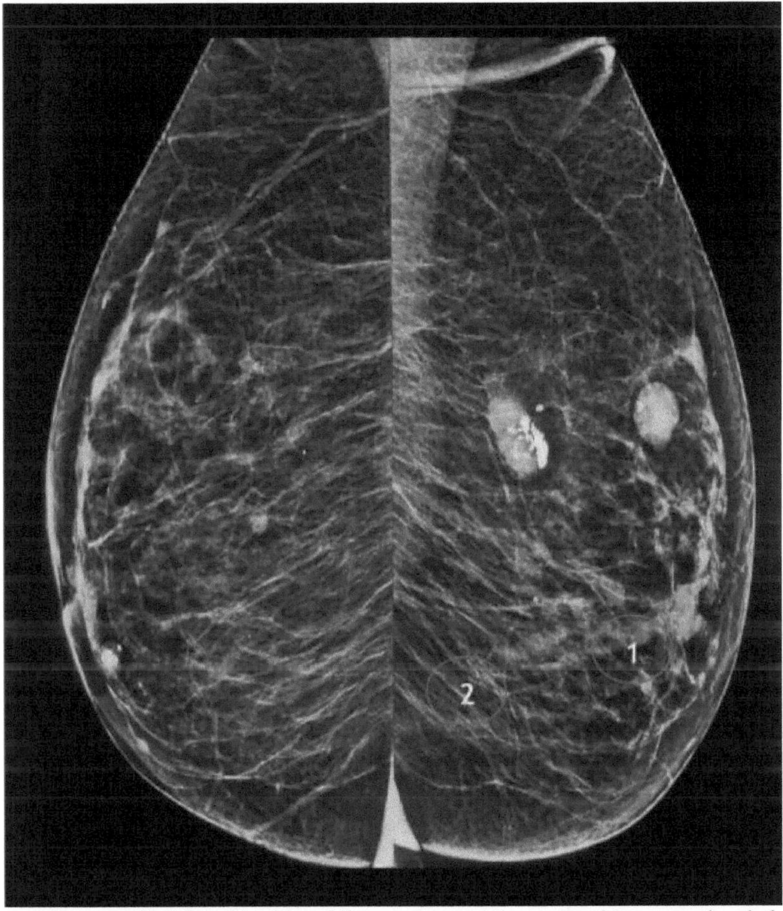

Figura 1. Mamografias bilaterais, vistas oblíquas externas. Massas mamárias esquerdas, de forma oval, com contornos circunscritos, homogéneas (1), heterogéneas, com calcificações coraliformes (2).

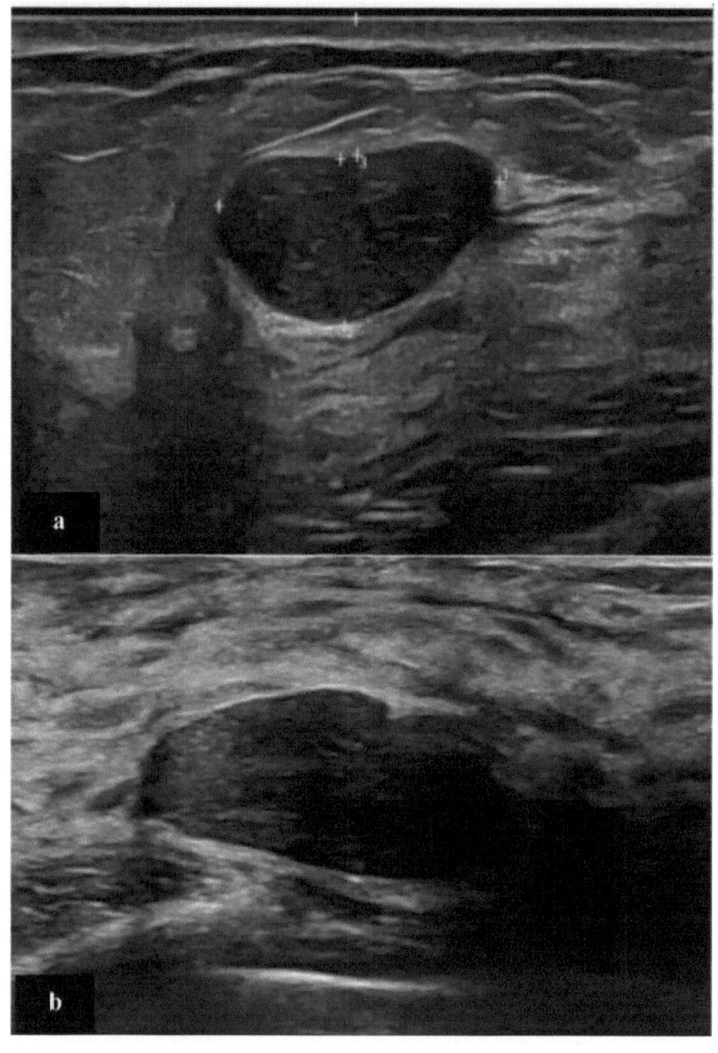
a
b

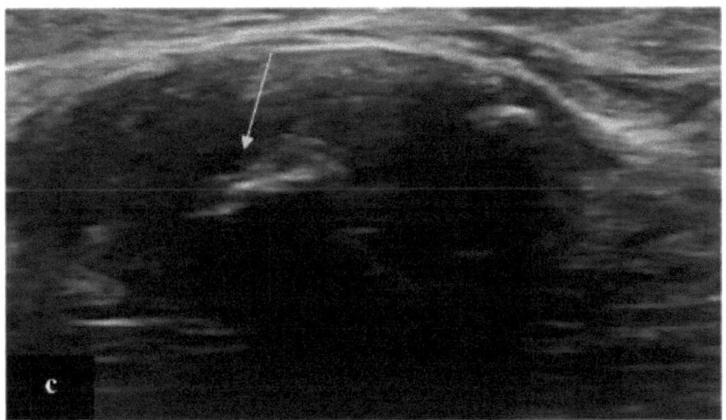

Figura 2. Ecografia da mama. Massas mamárias (a) ovais, hipoecóicas, homogéneas, com eixo longo paralelo aos planos da pele, com contornos circunscritos, (b) lobuladas, hipoecóicas, homogéneas, com eixo longo paralelo aos planos da pele, com contornos circunscritos, (c) ovais, com contornos circunscritos, hipoecóicas, heterogéneas devido à presença de calcificações no seu interior, com eixo paralelo aos planos da pele.

CAPÍTULO 2

XI. Adenofibroma gigante juvenil da mama

1. Introdução

O fibroadenoma gigante juvenil é uma doença benigna rara da mama. Representa 2 a 4% dos fibroadenomas da mama. O fibroadenoma gigante é uma forma particular de fibroadenoma, definida simplesmente por um tamanho superior a 5 cm de diâmetro. O seu mecanismo fisiopatológico é pouco conhecido e pensa-se que resulta de uma resposta local inadequada à estimulação com estrogénios.

2. Imagiologia

2.1. Mamografia

A mamografia é frequentemente utilizada como uma segunda modalidade de imagem para avaliar adenofibromas mamários juvenis gigantes. As caraterísticas radiológicas destas lesões na mamografia incluem:

Massa limitada, frequentemente de forma redonda ou oval, com contornos circunscritos. Densidade variável, geralmente fibro-glandular.

2.2. Ultrassom

A ecografia mamária é uma modalidade de imagem essencial e de primeira linha em mulheres jovens, permitindo a caraterização de adenofibromas mamários juvenis gigantes. As caraterísticas ecográficas destas lesões incluem:

A presença de manchas de ecoestrutura heterogénea com áreas quísticas anecóicas sugere a existência de áreas hemorrágicas ou necróticas. Não existem sinais patognomónicos, mas o diagnóstico de tumor phyllodes pode ser sugerido pela presença de lobulações e contornos indistintos, associados a áreas quísticas. Ao Doppler, pode ser avascular, com vascularização interna mínima em 67% dos casos e vasos centrais em 33%.

2.3. MRI (Imagem por Ressonância Magnética)

A RM da mama pode ser utilizada para avaliar adenofibromas mamários juvenis gigantes em casos específicos. As caraterísticas da RM incluem:

Massa bem delimitada, frequentemente de forma oval ou lobulada e circunscrita. Sinal variável em função da composição tecidular da lesão, com um componente fibroso do estroma e zonas de intensidade de sinal variável. Os adenofibromas mamários juvenis gigantes podem localizar-se em qualquer parte da mama. Este tumor fibro-epitelial partilha muitas semelhanças histológicas com o tumor phyllodes de baixo grau. Ambos são tumores fibro-epiteliais com elevada celularidade do estroma.

No entanto, ao contrário do tumor phyllodes, esta forma adenofibroma celular não recorre e não é maligna nos adolescentes.

Existe uma verdadeira dificuldade de diagnóstico entre o fibroadenoma gigante e o tumor phyllodes de grau I. Os adenofibromas gigantes diferenciam-se dos filódios pela presença de uma cápsula verdadeira e uma distribuição mais harmoniosa do estroma e do epitélio.

3. Conclusão

A imagiologia desempenha um papel essencial na avaliação dos adenofibromas mamários juvenis gigantes. A mamografia, a ecografia e, em alguns casos, a RM mamária são modalidades complementares que ajudam a caraterizar estas lesões e a diferenciá-las de outras lesões malignas ou benignas. Uma avaliação radiológica exacta e uma caraterização adequada podem confirmar o diagnóstico de adenofibroma gigante juvenil da mama e orientar o tratamento clínico.

4. Referências

1) Morris A., Shaffer K. Recurrent bilateral giant fibradenomas of the breasts. Radiolog. Case Reports 2007,2(3): 1-5.

2) Chang DS, McGrath MH. Gestão de tumores benignos da mama adolescente. Plast. Reconstr. Surg. julho de 2007;120(1): 13e-19e.

3) . Hawary M. B., Cardoso E., Mahmud S., Hassanain J. Giant breast tumors. Ann. Saud. Med. 1999,19(2): 174- 176

4) Marie Roux. Fibroadenoma gigante em adolescentes e influência hormonal: análise uma série de 90 casos (Tese 2013).

5) Dalia Gobbi,Patrizia Dall'Igna,RitaAlaggio, DonatoNitti, Giovanni Cecchetto: Giantfibroadenoma da mama nos adolscentes : relato de 2 casos: Recebido em 26 de agosto de 2008;Revisto em 10 de novembro de 2008,aceite em 10 de novembro de 2008

6) CABARET V., DELOBELLE-DEROIDE A., VILAIN M. O. Les tumeurs phyllodes. Arch AnatCytol Pathol. 1985; 43(1-2): 59-72.

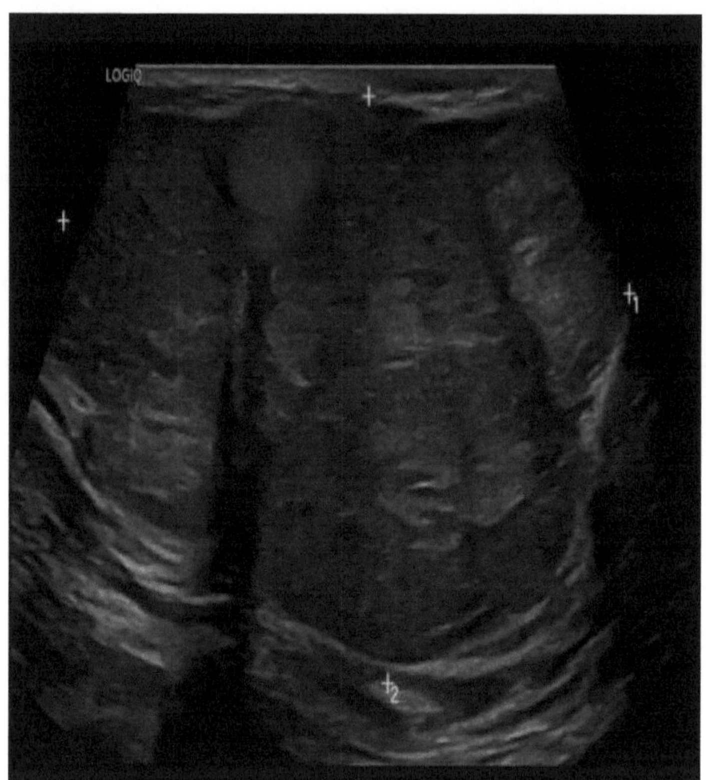

Figura 1, Massa grosseiramente oval com contornos circunscritos em algumas áreas, lobulada noutras, hipoecóica, heterogénea, cística em algumas áreas, classificação ACR BI-RADS 4.

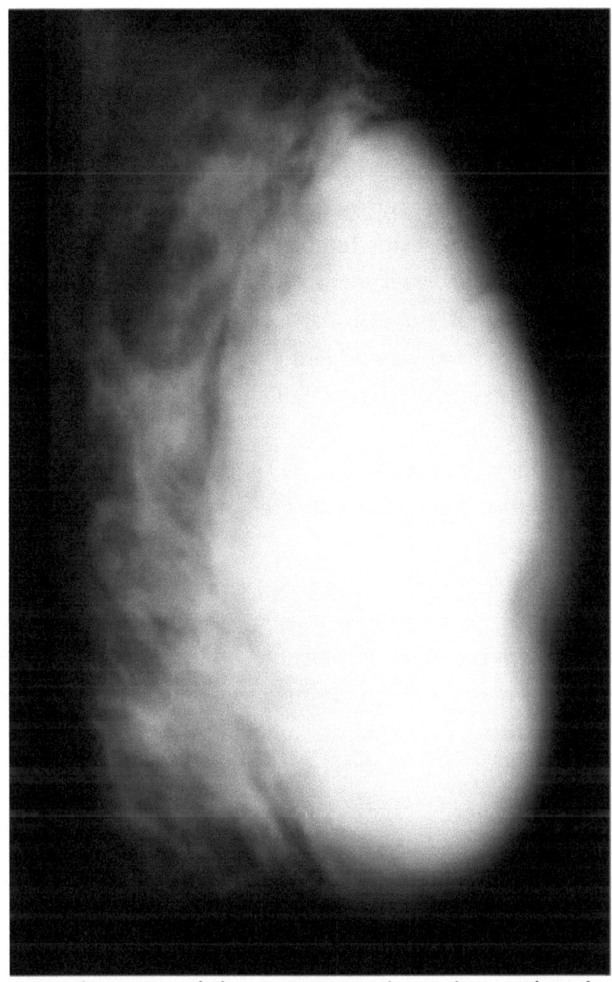

Figura 2, Massa grosseiramente ovalada, com contornos circunscritos em alguns locais, mascarada pelo rastreio noutros, homogénea sem microcalcificações no seu interior, classificada como ACR BI-RADS 4a.

XII. Tumor de Phyllodes

1. Introdução

O tumor de Filodes é um tumor fibroepitelial raro da mama, caracterizado por um crescimento rápido e invasividade local. Embora este tumor seja mais comum em mulheres adultas, foram documentados casos em raparigas adolescentes. Clinicamente, estes tumores apresentam-se muitas vezes como um nódulo firme e de crescimento rápido que é difícil de distinguir clinicamente dos adenofibromas, particularmente quando as lesões são pequenas. Os tumores Phyllodes podem atingir tamanhos significativos e, em 15% dos casos, ultrapassam os 15 cm de diâmetro.

2. Métodos de imagiologia

A imagiologia médica desempenha um papel importante na gestão dos tumores filodes, permitindo o diagnóstico e a monitorização, a caraterização e o planeamento terapêutico.

2.1. Mamografia

A mamografia é uma modalidade de imagiologia utilizada para avaliar massas mamárias, mesmo em raparigas adolescentes, mas como um procedimento de segunda linha. A mamografia pode mostrar massas bem limitadas com contornos circunscritos. No entanto, devido à densidade da mama nas adolescentes, a mamografia pode ter limitações na caraterização exacta dos tumores filodes.

2.2. Ultrassom

As caraterísticas ultra-sonográficas típicas dos tumores phyllodes incluem uma massa sólida, hipoecóica, com áreas císticas. A ecografia permitiu-nos visualizar a lesão em pormenor e estabelecer um primeiro nível de suspeita de um tumor phyllodes.

2.3. MRI (Imagem por Ressonância Magnética)

Para uma caraterização mais aprofundada da lesão, a RM é uma modalidade de imagem poderosa que fornece informações adicionais sobre a vascularização, o tamanho e a extensão das lesões mamárias.

No entanto, a RMN geralmente só é efectuada se houver uma forte suspeita de malignidade, uma vez que não existe uma semiologia específica que distinga claramente os tumores filodes benignos dos malignos.

Caraterísticas gerais

Os tumores phyllodes apresentam-se geralmente como massas que podem ser bem definidas ou ter contornos irregulares, consoante sejam benignos ou malignos. Nas sequências ponderadas em T1, os filódios podem apresentar um sinal isointenso ou ligeiramente hiperintenso em comparação com o tecido glandular mamário circundante.

Nas sequências ponderadas em T2, podem apresentar um sinal heterogéneo, com áreas hiperintensas devido à presença de componentes quísticos ou hemorrágicos, ou degenerescência mixoide. Após injeção de gadolínio, os tumores filóides apresentam geralmente realce. Os tumores benignos tendem a apresentar um realce homogéneo e progressivo, frequentemente em forma de planalto, semelhante ao dos fibroadenomas.

Os tumores malignos ou de alto grau podem apresentar um realce mais heterogéneo e rápido com áreas de wash-out, indicando uma vascularização irregular e potencialmente maior agressividade.

As alterações císticas e as áreas de necrose podem estar associadas a um maior grau de malignidade.

É importante notar que, embora a RM possa fornecer pistas valiosas quanto à natureza do tumor, a distinção formal entre tumores filodes benignos, limítrofes e malignos baseia-se no exame histológico.

Em resumo, a RM é uma ferramenta valiosa para avaliar a extensão local dos tumores filodes, orientar o planeamento cirúrgico e, em alguns casos, ajudar a avaliar o potencial de malignidade. Contudo, as caraterísticas da RM não são específicas e devem ser interpretadas no contexto clínico global, em conjunto com os achados histológicos, para uma avaliação exacta.

As microbiópsias guiadas por ultra-sons continuam a ser essenciais para um diagnóstico histológico pré-operatório preciso.

3. Conclusão

O tratamento curativo mais comum para um tumor phyllodes excisão cirúrgica ampla com margens superiores a 1 cm. Para além da cirurgia, não existe uma cura definitiva para os tumores phyllodes, uma vez que nem a quimioterapia nem a radioterapia se revelaram eficazes. No entanto, o tratamento com radiação após cirurgia conservadora da mama com margens negativas pode reduzir significativamente a taxa recorrência local para tumores limítrofes e malignos.

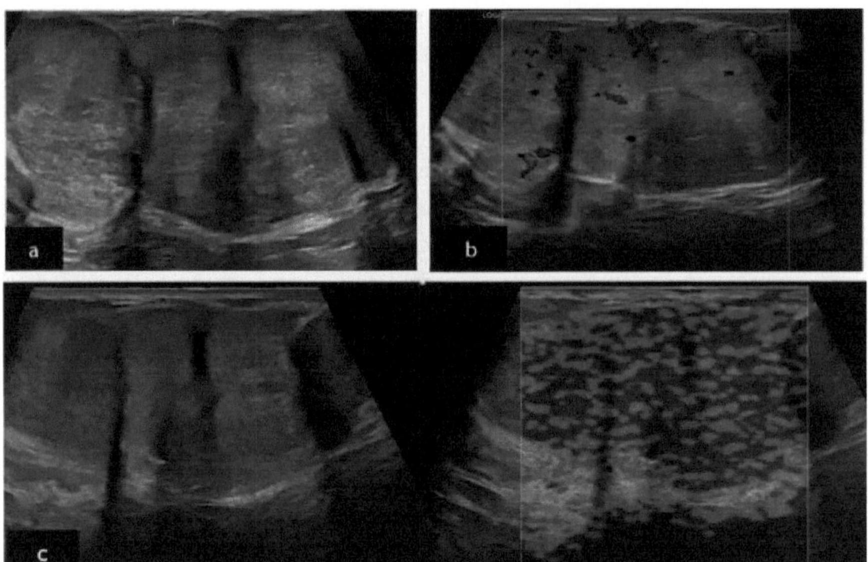

Figura 1. a. Ecografia mamária em modo B: massa lobulada com contornos circunscritos, heterogénea devido à presença de uma massa quística. b. Vascularizada ao Doppler c, consistência intermédia à elastografia.

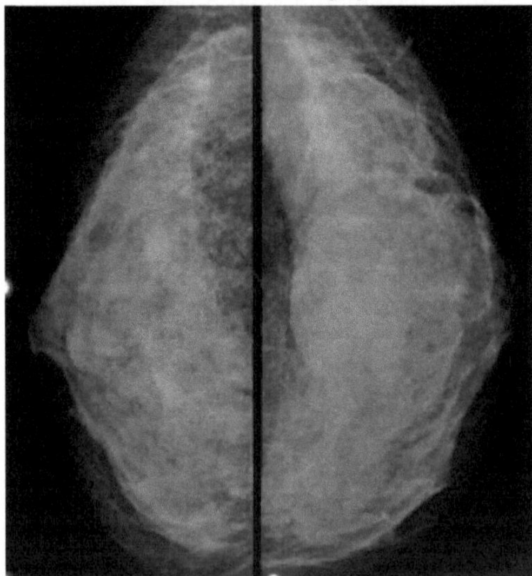

Figura 2: Mamografia bilateral, incidências face a face: massa esquerda, grosseiramente lobulada, homogénea, com contornos circunscritos em alguns locais, mascarada noutros locais em relação a um filoide de grau 1.

4. Referências

1) Abdulcadir D, Nori J, Meattini I, Giannotti E, Boeri C, Vanzi E, et al. Tumores Phyllodes da mama diagnosticados como categoria B3 em biópsia de núcleo de

calibre 14 guiada por imagem: análise de 51 casos de uma única instituição e revisão da literatura. Eur J Surg Oncol 2014;40: 859-64. 1028 S. Bendifallah, G. Canlorbe

2) Spitaleri G, Toesca A, Botteri E, Bottiglieri L, Rotmensz N, Boselli S, et al. Tumor filodes da mama: uma revisão da literatura e uma análise de série retrospetiva de um único centro. Crit Rev Oncol Hematol 2013;88: 427-36.

3) Bennett IC, Khan A, De Freitas R, Chaudary MA, Millis RR. Tumores de Phyllodes: uma revisão clinicopatológica de 30 casos. Aust N Z J Surg 1992;62: 628-33.

4) Liberman L, Bonaccio E, Hamele-Bena D, et al. Benign and malignant phyllodes tumors: mammographic and sonographic findings. Radiologia 1996; 198: 121-4.

5) Yabuuchi H, Soeda H, Matsuo Y, et al. Tumor Phyllodes da mama. Correlação entre os achados de RM e o grau histológico. Radiologia 2006; 241 : 7.

6) Kim S, Kim J-Y, Kim DH, Jung WH, Koo JS. Análise da recorrência do tumor phyllodes de acordo com o grau histológico. Breast Cancer Res Treat 2013;141: 353-63

XIII. Imagiologia dos hamartomas mamários

1. Introdução

Os hamartomas são definidos como tumores benignos raros. Representam aproximadamente 0,7% de todas as massas mamárias benignas e são lesões constituídas por proporções variáveis dos constituintes histológicos normais do parênquima do órgão em que se desenvolvem. Podem ocorrer em vários órgãos, como o pulmão, a pele e a mama.

Clinicamente, o hamartoma mamário é geralmente assintomático, mas pode manifestar-se, como no caso da nossa doente, como um nódulo de tecido firme e móvel.

2. Imagiologia

O diagnóstico é feito através de uma mamografia normal e de uma ecografia mamária.

2.1. Mamografia

A mamografia é frequentemente utilizada como a principal modalidade de imagem para avaliar os hamartomas da mama. Na mamografia, o diagnóstico é quase patognomónico, revelando uma massa mamária redonda, oval, de contornos circunscritos, rodeada por uma auréola, um bordo radiolucente fino e claro, correspondente à pseudocápsula, de densidade variável, no interior da qual se justapõem manchas gordas e opacidades mais ou menos densas, produzindo o típico aspeto de "rodela de salsicha".

É igualmente descrito um aspeto de "mama na mama" e o aparecimento de um duplo componente: radiolucente, adiposo e denso devido à presença de tecido fibro-glandular, consoante a composição do tecido mamário (gordura, glândula, tecido fibroso) no interior da massa.

Raramente se observam microcalcificações ou calcificações distróficas num hamartoma.

2.2. Ultrassom

A ecografia revela uma massa com contornos circunscritos, de forma ovalada. Na maioria das vezes, não há realce posterior ou cone de atenuação.

Esta massa é heterogénea, com áreas isoecóicas de gordura e áreas hiperecóicas como tecido glandular normal. Pode ser o local de uma galactocele ou de um quisto simples.

2.3. MRI (Imagem por Ressonância Magnética)

A RM da mama não está indicada, exceto se existirem sinais de malignidade. A RM revela uma massa bem delimitada, encapsulada, em T1 com hipossinal, heterogénea devido à presença de tecido mamário, com realce após injeção de meio de contraste e com um bordo periférico sem realce, sugerindo um hamartoma. O aspeto é frequentemente descrito como uma "mama dentro de uma mama", com tecido adiposo e matricial em maior ou menor extensão.

Do ponto de vista anatomopatológico, o Hamartoma é constituído por um número variável de lóbulos dispersos sem ordem específica, quistos, por vezes com metaplasia apócrina, e tecido conjuntivo. Este tecido conjuntivo é denso, fibroso e por vezes hialino, formando uma disposição anular à volta dos ácinos.

O hamartoma acompanha a evolução do parênquima mamário normal e sofre variações fisiológicas como o tecido mamário. Com a idade, o tecido mamário normal involui, o que pode tornar o harmatoma muito mais visível.

O hamartoma da mama não se degenera mas, devido à presença de tecido mamário normal, é possível o desenvolvimento de cancro no interior do hamartoma. Os elementos para suspeitar de cancro são os mesmos que na mama. publicados na literatura 16 casos hamartomas típicos.

3. Ação a tomar (CAT)

Embora benigno, a presença de tecido fibroglandular dentro do hamartoma torna possível o desenvolvimento de um carcinoma. Os diagnósticos diferenciais incluem lipossarcoma, doença de Cowden, lipoma e fibroadenoma.

4. Tratamento

Recomenda-se um acompanhamento regular para monitorizar quaisquer alterações. A excisão cirúrgica pode ser considerada em casos de crescimento rápido ou de sintomas associados.

5. Conclusão

Um hamartoma mamário é um volume de tecido mamário histologicamente normal que é circunscrito e, por conseguinte, frequentemente enucleável. O diagnóstico do hamartoma mamário é fácil na sua forma típica. A mamografia, por si só, é suficiente para confirmar o diagnóstico, evitando a necessidade de biopsia ou de remoção cirúrgica sistemática. A remoção cirúrgica só deve ser considerada em casos de desconforto ou deformidade da mama. Os hamartomas da mama raramente estão associados a tumores malignos.

6. Referências

1) Villeta A, Sáenz D, Ramia JM, Sánchez D, Morales C, Alcalde J, et al. Hamartoma de mama. A propósito de un nuevo caso. Rev Senol Patol Mam 1993;6: 145-9.

2) Yeu YM, Kong JH, Cheung F, Chong SF. Hamartoma mamário: o diagnóstico clínico é possível? J R Coll Surg Edinb 1997;42: 279-80.

3) . Linell F, Ostberg G, Soderstrom J, Andersson I, Hildell J, Ljungqvist U. Hamartomas da mama. Uma entidade importante na patologia mamária. Virchows Arch A Pathol Anat Histol 1979;383: 253-64.

4) Travade A, Dauplat J, Fonk Y. Hamartomas mamários. Aspectos mamográficos e histológicos. A propos de 5 observations. Rev Fr Gynécol Obstet 1986;81: 37-40.

5) . Jones MW, Norris HJ, Wargotz ES. Hamartoma da mama. Uma revisão. Surgery, Gynecol Obstet 1991;173: 54-6.

6) Blomqvist L, Malm M, Fernstad R. Hamartoma da mama: tratamento cirúrgico e reconstrução. Relato de caso. Scand J Plast Reconstr Surg Hand Surg 1997;31: 365-9. 18. Dworak O, Reck T, Greskotter KR, Kocherling F. Hamartoma de uma mama ectópica que surge na região inguinal. Histopatologia 1994;24: 169-71

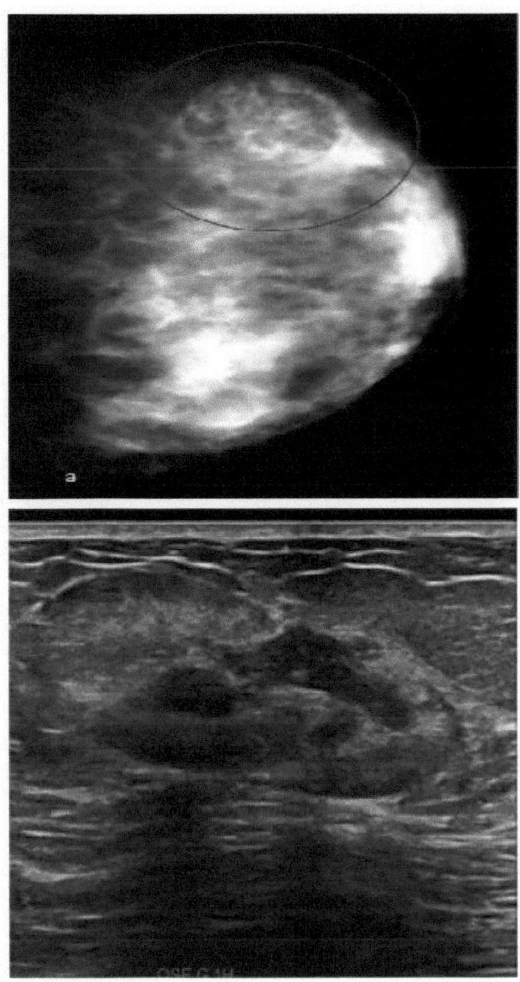

Figura 1a: Mamografia (incidência craniocaudal): aspeto mamográfico típico de um hamartoma mamário: massa ovalada com contornos circunscritos e densidade de gordura, classificada como hamartoma.

BIRADS2

1b: Ecografia mamária: aspeto ecográfico uma massa mamária: massa oval com contornos circunscritos e ecoestrutura hipoecóica, classificada como BI-RADS 2.

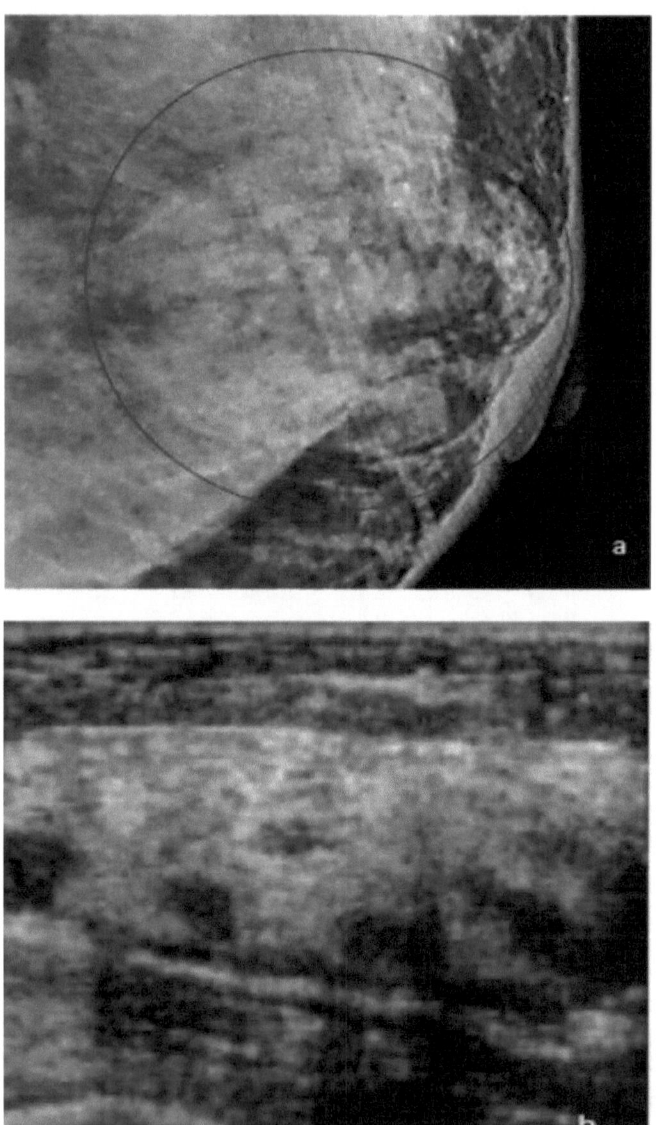

Figura 2a: Mamografia (incidência craniocaudal): aspeto mamográfico típico de um hamartoma mamário: massa arredondada com contornos circunscritos de densidade predominantemente conjuntival rodeada por halos periféricos, classificada como BI-RADS 2.

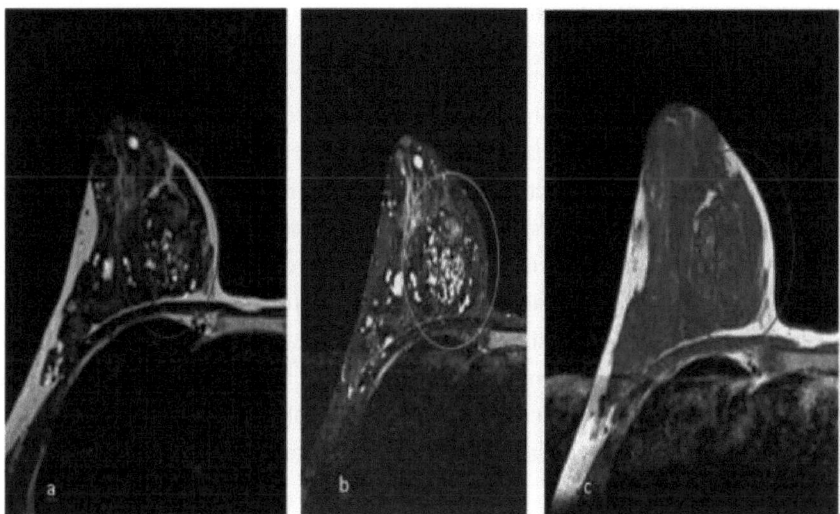

Figura 4: Ressonância magnética da mama

> *a: TAC axial ponderado em T2: massa bem limitada na mama direita com isossinal para o resto da mama.*

> *b: Axial T1 fat sat: massa bem limitada mama direita em hipossinal, heterogénea. contendo microcistos.*

> *c: Sequência axial ponderada em T1: massa bem limitada na mama direita com isossinal para o resto da mama.*

XIV. Cicatriz radial ou Centro Proliferativo de Aschoff (APC)

1. Introdução

A cicatriz radial, também conhecida como centro proliferativo de Aschoff (APC), é uma lesão benigna da mama caracterizada por uma proliferação esclerosante em torno de um centro ductal. Corresponde a uma proliferação fibrosa que envolve as estruturas ductais. Do ponto de vista do prognóstico, estas lesões são semelhantes às chamadas lesões "esclerosantes complexas". Está frequentemente associada a lesões mamárias proliferativas e parece aumentar apenas moderadamente o risco de cancro.

Por vezes, pode simular uma lesão maligna na imagiologia devido ao seu aspeto espiculado. A distinção exacta na imagiologia é crucial para evitar biopsias desnecessárias e para orientar o tratamento adequado.

2. Etiologia

As causas exactas da cicatrização radial não são bem conhecidas. É frequentemente descoberta acidentalmente exames imagiológicos ou biópsias efectuadas para outras indicações. Não existe uma relação direta com factores de risco específicos para o cancro da mama.

3. Métodos de imagiologia

3.1. Mamografia

Apresenta-se sob a forma de uma imagem mamográfica suspeita, geralmente espiculada, com um centro claro e normalmente sem manifestações clínicas.

> O aspeto típico é o de uma lesão com espículas radiantes que partem um centro menos denso. Podem estar presentes calcificações, mas não são específicas. Aparece mais frequentemente como uma massa irregular associada a microcalcificações intra-lobulares que parecem suspeitas na mamografia;

> Pode ser difícil de distinguir de um carcinoma invasivo, exigindo frequentemente uma investigação mais aprofundada.

3.2. Ecografia mamária

> Revela uma lesão hipoecogénica com arquitetura radial ou áreas de mais ecogénico. Os contornos são irregulares devido à retração fibrótica;

> A elastografia é utilizada para avaliar a consistência da lesão e a sua relação com as estruturas vizinhas, ajudando a diferenciar as cicatrizes radiais dos cancros.

3.3. Imagem por Ressonância Magnética (MRI) da mama

> Apresenta realce moderado a intenso após injeção de gadolínio, com arquitetura radial. A cinética do contraste pode ajudar a diferenciar cicatrizes radiais de lesões malignas;

> Recomendado quando os resultados da mamografia e da ecografia são ambíguos ou para avaliar a extensão da lesão.

4. Diagnóstico diferencial

> Carcinoma da mama, nomeadamente carcinoma lobular ou carcinoma ductal in situ ;

> Outras formas de esclerose mamária.

5. Cuidados e apoio

> **Biópsia:** Pode ser necessária uma biópsia guiada por ultrassom ou mamografia para obter um diagnóstico definitivo, particularmente na presença de caraterísticas atípicas ou se a distinção com uma lesão maligna não for clara;

> **Monitorização:** As cicatrizes radiais benignas sem atipia podem ser monitorizadas regularmente, evitando assim uma cirurgia desnecessária;

> **Cirurgia:** A amostragem percutânea, mesmo a macrobiópsia [16], não é suficientemente exaustiva para evitar a necessidade de excisão cirúrgica para permitir um controlo histológico completo. A remoção destas lesões continua, portanto, a ser essencial atualmente.

6. Conclusão

A cicatriz radial é uma entidade benigna que pode simular uma lesão maligna na imagiologia. A caraterização exacta utilizando diferentes modalidades de imagem é essencial para orientar o tratamento adequado e evitar o tratamento excessivo. A biopsia continua a ser a ferramenta de diagnóstico definitiva, mas a abordagem deve ser individualizada de acordo com as caraterísticas radiológicas, a história clínica e as preferências do doente.

7. Referências

1) Sanders ME, Page DL, Simpson JF et al. Interdependência da cicatriz radial e da doença proliferativa relativamente ao risco de carcinoma da mama invasivo em doentes com biopsias benignas da mama. Cancro 2006;106(7): 1453-61.

2) PattersonJA, ScottM, AndersonN, Kirk SJ. Cicatriz radial, lesão esclerosante complexa e risco de cancro da mama. Análise de 175 casos na Irlanda do Norte. EurJ Surg Oncol 2004;30(10): 1065-8.

3) Farshid G, Rush G. Avaliação de 142 lesões estreladas com caraterísticas imagiológicas sugestivas de cicatriz radial descobertas durante o rastreio de base populacional do cancro da mama. AmJ Surg Pathol 2004;28(12): 1626-31.

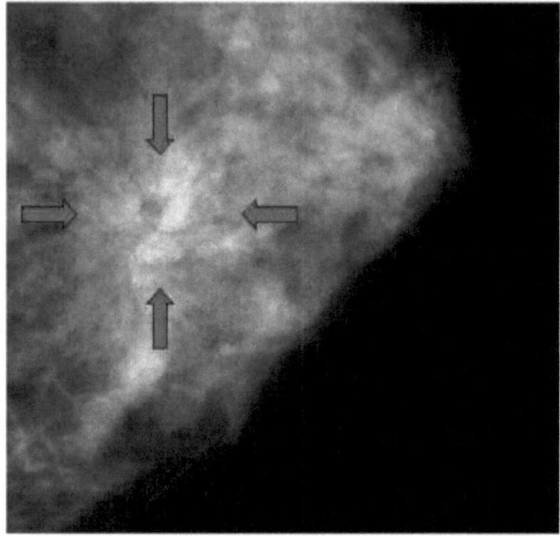

Figura 1: Mamografia; Massa especulada de forma e contornos com um centro denso

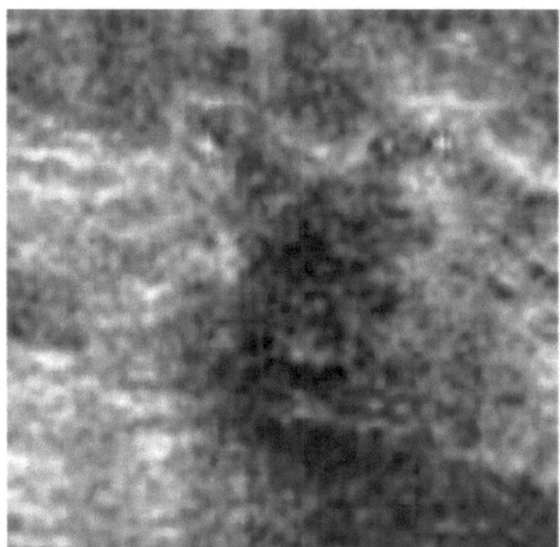

Figura 2. Ultrassom; Massa hipoecóica, atenuante, com forma e contornos especulados

XV. Hematoma da mama

1. Introdução

Um hematoma da mama é uma coleção hemática no tecido mamário.

Frequentemente causada por traumatismo ou cirurgia, ou por vezes espontaneamente em pessoas sob terapêutica anticoagulante. Pode apresentar-se como uma massa palpável, com dor e, por vezes, uma alteração da cor da pele.

2. Etiologia

Frequentemente causada por traumatismo ou cirurgia, ou por vezes espontaneamente em pessoas sob terapêutica anticoagulante. Pode apresentar-se como uma massa palpável, com dor e, por vezes, uma alteração da cor da pele.

3. Imagiologia

A imagiologia dos hematomas da mama utiliza principalmente a ecografia e, por vezes, a mamografia ou a ressonância magnética para avaliar a presença, o tamanho e a natureza do hematoma.

Na ecografia, um hematoma pode aparecer como uma massa, circunscrita, anecóica ou heterogénea, dependendo da sua fase desenvolvimento. A mamografia e a ressonância magnética também podem ajudar a avaliar a extensão do hematoma e a distinguir esta doença de outras anomalias mamárias.

A mamografia pode mostrar uma massa arredondada com contornos circunscritos, enquanto a RM fornece uma visão pormenorizada das caraterísticas do hematoma, incluindo a sua relação com as estruturas mamárias circundantes.

4. Referências

1) Journo G, Bataillon G, Benchimol R, Bekhouche A, Dratwa C, Sebbag-Sfez D et al. Imagens hiperecogénicas da mama: nem tudo o que reluz é ouro! Insights Imaging 2018; 9: 199-209.

2) Colégio Americano de Radiologia. Sistema ilustrado de relatório e data de imagiologia mamária (BIRADS), 3ª ed., Reston: American College Radiology, 2013. Reston: Colégio Americano de Radiologia, 2013.

3) Stavros AT, Thickman D, Rapp CI, Denis MA, Parker SH, Sisney GA. Nódulos sólidos da mama: utilização da ecografia para distinguir entre lesões benignas e malignas. Radiologia 1995; 196: 123-124.

4) Linda A, Zuiani C, Lorenzon M, Furlan A, Girometti R, Londero V et al. Hyperechoic lesions of the breast: not always benign. AJR 2011; 196: 1219-1224.

5) Linda A, Zuiani C, Lorenzon M, Furlan A, Londero V, Machin P et al. O vasto espetro de lesões hiperecogénicas da mama. Clin Radiol 2011; 66: 559-565.

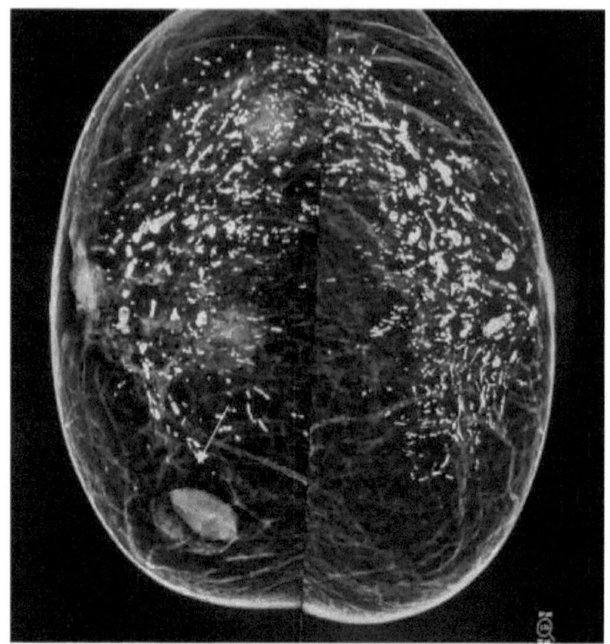

Figura 1: Mamografia bilateral. Massa mamária ovalada à direita, com contornos circunscritos, tonalidade intermédia, gradações.

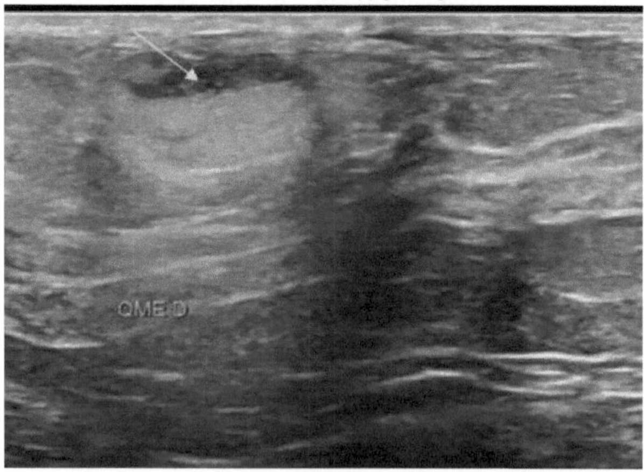

Figura 2. Ultrassonografia da mama. Massa mamária ovalada, de contornos circunscritos, com um segmento ecogénico heterogéneo de nível líquido

XVI. Papiloma intracanal

1. Introdução

O papiloma mamário intraductal é um tumor benigno que se desenvolve no interior de um ducto lácteo, geralmente junto ao mamilo. Podem ser solitários ou múltiplos, particularmente em mulheres jovens (papilomatose juvenil), assintomáticos ou responsáveis por corrimento mamilar, por vezes sanguinolento, que é o principal sinal clínico. O diagnóstico do papiloma baseia-se no estudo histológico após biópsia ou remoção cirúrgica. A imagiologia mamária desempenha um papel importante na deteção, caraterização e seguimento dos papilomas.

2. Técnicas de imagiologia

2.1. Mamografia

> **Indicações:** Deteção inicial, frequentemente na sequência de corrimento mamilar;

> **Técnica:** Duas vistas padrão (crânio-caudal e médio-lateral oblíqua) são complementadas por vistas adicionais, se necessário;

> **Resultados:** No caso de um papiloma intra-canal, a mamografia pode mostrar uma dilatação ductal, uma massa ou calcificações. No entanto, os papilomas são frequentemente demasiado pequenos para serem detectados apenas pela mamografia.

2.2. Ecografia mamária

> **Indicações:** Avaliação complementar, particularmente útil para mulheres com menos de 40 anos ou para avaliar as estruturas internas de massas detectadas na mamografia;

> **Técnica:** Utilização de sondas de alta resolução para examinar áreas de interesse;

> **Resultados:** Pode mostrar dilatação ductal com ou sem uma massa intraductal. A presença de vascularização no interior da massa no estudo Doppler é fortemente sugestiva de um papiloma.

2.3. Galactografia

> Uma técnica específica em que um produto de contraste é injetado nos canais de leite. Os papilomas manifestam-se por defeitos de enchimento ou irregularidades nos ductos;

> **Indicações:** Utilizado estão presentes sintomas como corrimento mamilar suspeito.

2.4. Ressonância magnética da mama

> **Indicações**: Utilizado para avaliação adicional quando os resultados da mamografia e da ecografia são inconclusivos ou para avaliar a extensão da doença;

> **Técnica**: Aquisição de sequências multiplanares antes e depois da injeção de gadolínio nas sequências ponderadas em T1 e T2;

> **Resultados**: A RM pode mostrar uma massa com contraste e dilatação ductal associada. É particularmente sensível para a deteção de lesões intraductais ocultas.

3. Cuidados e apoio

> **Biópsia**: Uma biópsia por agulha sob orientação de ultra-sons ou mamografia é crucial para confirmar o diagnóstico;

> **Vigilância**: Os papilomas sem atipia podem ser monitorizados, especialmente se forem assintomáticos;

> **Cirurgia**: A excisão cirúrgica é recomendada para papilomas com atipia, sintomas ou para excluir uma malignidade associada.

4. Conclusão

Os papilomas intracanais representam um desafio diagnóstico na imagiologia mamária devido à sua apresentação variável e potencial associação com lesões mais graves. Uma avaliação cuidadosa utilizando técnicas de imagiologia adequadas é essencial para um diagnóstico exato e um tratamento adequado. As decisões relativas à vigilância ou à intervenção cirúrgica devem ser tomadas tendo em conta as caraterísticas individuais da lesão e as preferências da doente.

5. Referências

1) Diana Hodorowicz-Zaniewska, Joanna Szpor e Pawel Basta, "Intraductal papilloma of the breast - management", Ginekologia Polska, vol. 90, n.º 2, 2019, pp. 100-103 (ISSN 2543-6767, PMID 30860277, DOI 10. 5603/GP. 2019. 0017, ler em linha)

2) W. Al Sarakbi, D. Worku, PF Escobar e K. Mokbel, "Breast papillomas: current management with a focus on a new diagnostic and therapeutic modality", International Seminars in Surgical Oncology, vol. 3, no 1, 17 de

janeiro de 2006, p.1 (ISSN 1477-7800, PMID 16417642, Central PMCID PMC1395317, DOI 10. 1186/1477-7800-3-1.

3) Tardivon A, Bazot M. Imagerie de la femme: coordination Marc Bazot et Anne Tardivon; Volume 1, Sénologie. Médecine Sciences Publications-Lavoisier; 2014.

4) Rosen PP, Hoda SA. Breast pathology: diagnosis by needle core biopsy (Patologia da mama: diagnóstico por biópsia por agulha grossa). Lippincott Williams & Wilkins; 2010.

5) Lam WWM, Chu WCW, Tang APY, Tse G, Ma TKF. Papel das caraterísticas radiológicas no tratamento das lesões papilares da mama. Am J Roentgenol. 1 de maio de 2006;186(5): 1322-7.

6) Chung J, Lee WK, Cha E-S, Lee JE, Kim JH, Ryu YH. Shear-Wave Elastography for the Differential Diagnosis of Breast Papillary Lesions (Elastografia por ondas de cisalhamento para o diagnóstico diferencial de lesões papilares da mama). PloS One. 2016;11(11): e0167118.

7) Sarica O, Uluc F, Tasmali D. Caraterísticas da ressonância magnética das lesões papilares da mama. Eur J Radiol. 1 de março de 2014;83(3): 524-30.

8) Daniel BL, Gardner RW, Birdwell RL, Nowels KW, Johnson D. Imagem por ressonância magnética do papiloma intraductal da mama. Magn Reson Imaging. 1 Oct 2003;21(8): 887-92.

9) Balu-Maestro C. Ressonância magnética da mama. J Radiol. 2001;82(1): 17-26.

10) Park H-L, Kim LS. O papel atual do sistema de biópsia mamária assistida por vácuo na doença da mama. J Breast Cancer. março de 2011;14(1): 1-7.

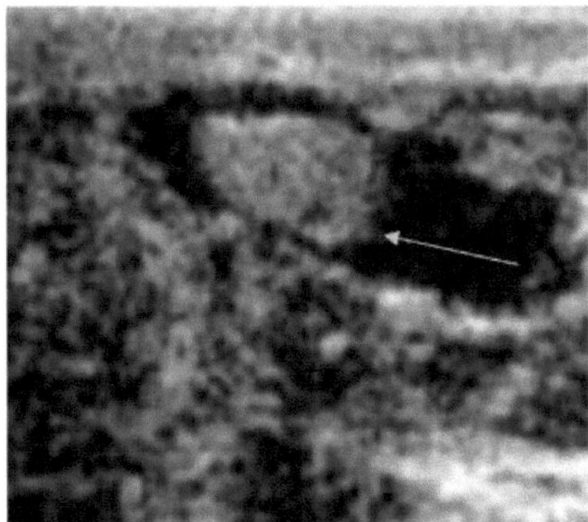

Figura 3: Ecografia mamária: ectasia ductal retroareolar com parede fina e regular e conteúdo endo-canal hipoecogénico em relação com um papiloma solitário.

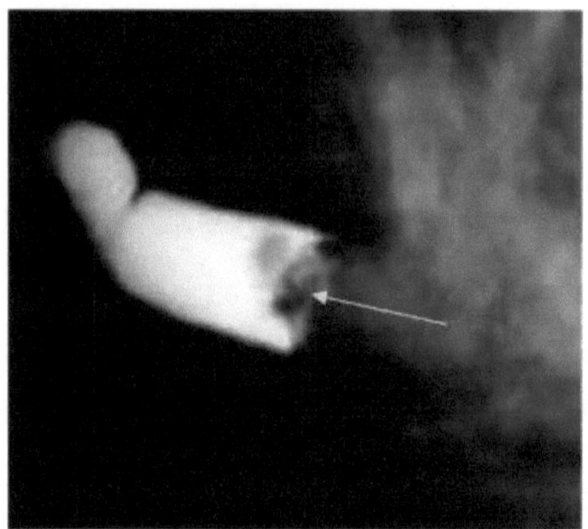

Figura 2: Galactografia. Dilatação intraductal com defeito lacunar provavelmente relacionado a deslocamento endo-canal.

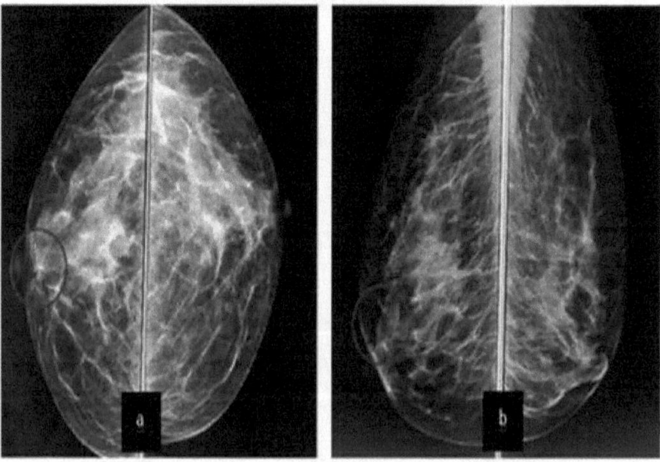

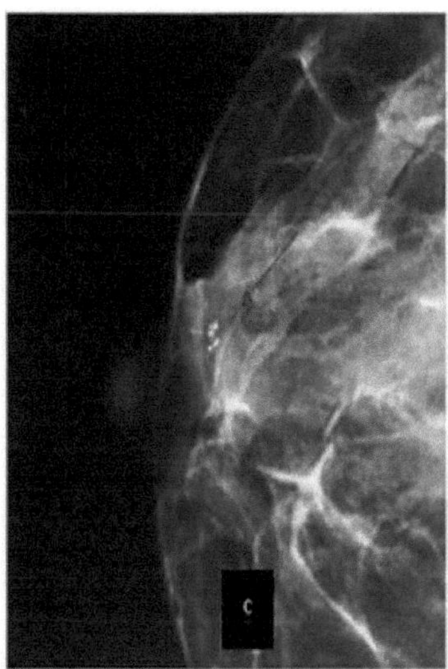

Figura 3. Mamografia bilateral, incidências craniocaudal (a) e oblíqua externa (b), a ampliação revela um foco de microcalcificações retroareolares grosseiras à direita.

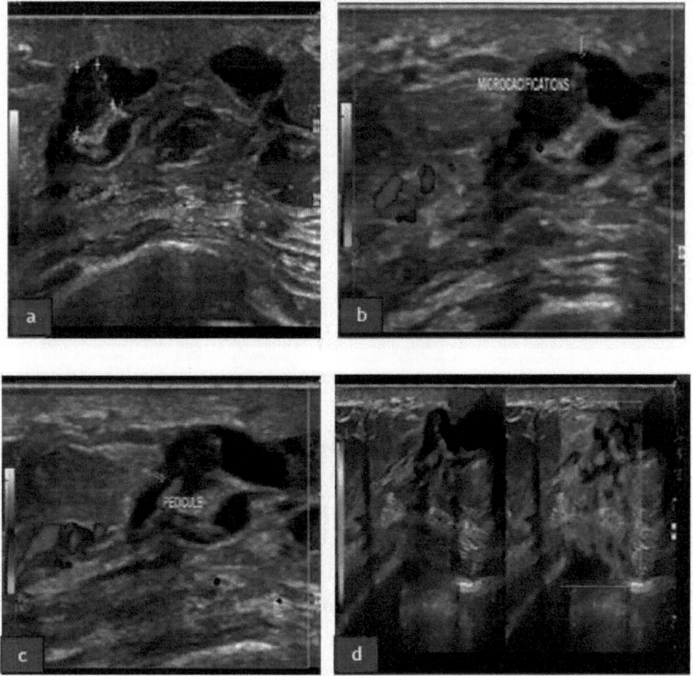

Figura 4. Ecografia mamária (a) acoplada a doppler (b, c) e elastografia (d) Ectasia ductal retroareolar com parede fina e regular e conteúdo endo-canal hipoecóico (a) contendo microcalcificações (b), com pedículo vascular (c), de consistência intermédia à elastografia, associada a papiloma solitário.

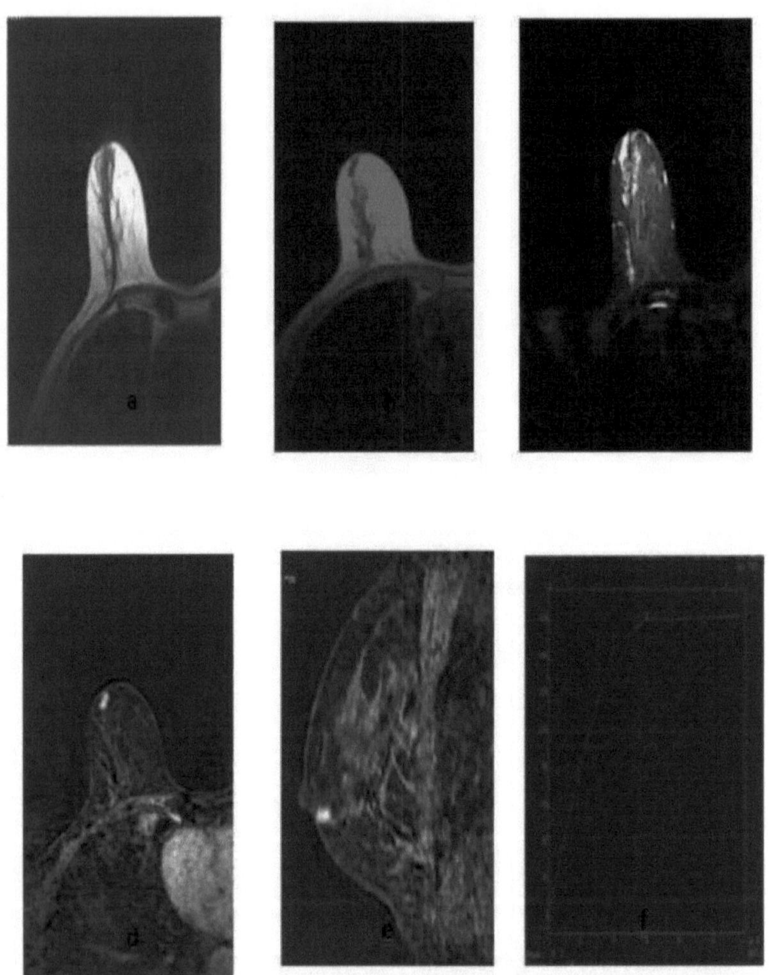

Figura 5. RM da mama em T1 (a), T2 (b), nativa injectada (c) e subtraída (d). ectasia ductal, com paredes finas e regulares e realce nodular, homogéneo com curva hemodinâmica
realce nodular homogéneo com curva hemodinâmica tipo 2

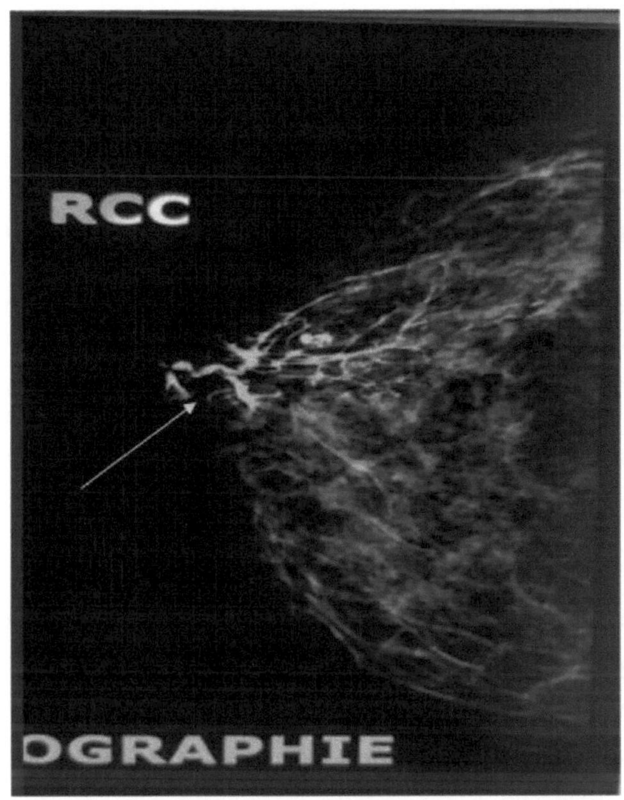

Figura 6: Galactografia. Dilatação intraductal com imagem lacunar provavelmente relacionada com deslocamento endo-canal.

XVII. Citosteatonecrose mamária

1. Introdução

A citosteatonecrose mamária é uma doença benigna da mama resultante da necrose do tecido adiposo da mama. Pode ocorrer após traumatismo mamário, cirurgia ou radioterapia, levando à formação de nódulos de gordura necróticos. Com o tempo, pode ocorrer transformação fibrosa, calcificando-se em mais de 50% dos casos. A fibrose é a principal responsável pelo aspeto distorcido. Por vezes, pode simular lesões malignas na imagiologia, daí a importância uma abordagem diagnóstica precisa.

2. Etiologia

As principais causas de citosteonecrose incluem traumas físicos (choques, lesões), cirurgia mamária e radioterapia. A doença também pode ocorrer espontaneamente em mulheres com seios grandes ou com excesso de gordura mamária.

3. Sintomas

> **Massa palpável:** nódulo firme, frequentemente doloroso ao toque;

> **Alterações da superfície da pele:** A pele pode ficar vermelha, por vezes com uma sensação de calor;

> **Corrimento:** Raro, pode ocorrer se a inflamação for grave.

4. Técnicas de imagiologia

4.1. Mamografia

As manifestações radiológicas são variadas, com lesões radiolucentes rodeadas por calcificações coronárias que se alteram com o tempo, caraterísticas da citosteatonecrose. São também encontradas massas irregulares, calcificações em casca de ovo ou grosseiras e áreas de densidade oleosa. Pode assemelhar-se ao cancro da mama.

4.2. Ecografia mamária

> Massas hipoecogénicas com ou sem sombra acústica posterior, delimitadas por calcificações. O aspeto pode ser complexo, sólido e cístico;

> Vascularização: tipicamente avascular ao Doppler;

> Normalmente, localiza-se sob a cicatriz da pele, o que permite efetuar o diagnóstico.

4.3. Ressonância magnética mamária

> **Aspeto:** Áreas de sinal variável em T1 e T2, com ausência de realce

significativo pós-contraste nas áreas necróticas. As calcificações podem não ser bem visualizadas;

> **Indicações** : Utilizado para casos difíceis, em que a mamografia e a ecografia não permitem uma avaliação adequada.

5. Cuidados e apoio

> **Monitorização**: Se a citosteatonecrose estiver bem caracterizada e for assintomática, pode ser suficiente uma simples monitorização;

> **Biópsia**: Pode ser efectuada uma biópsia por agulha para confirmar o diagnóstico em casos de caraterísticas atípicas ou de suspeita de malignidade.

6. Conclusão

A citosteatonecrose mamária pode representar um desafio diagnóstico devido à sua semelhança radiológica com lesões malignas. É frequentemente necessária uma avaliação cuidadosa utilizando várias modalidades de imagiologia para confirmar o diagnóstico e orientar o tratamento. A compreensão das caraterísticas específicas da imagiologia e do contexto clínico é essencial para evitar tratamentos desnecessários e assegurar uma gestão óptima da doente.

7. Referência

1) Fouque O, Kind M, Boulet B, Brisse H, Kemel S, Genah I et al. Estratégia de diagnóstico em face de um tumor de tecido mole gordo em adultos. J Imag Diagn Interv 2018; 1: 265- 283.

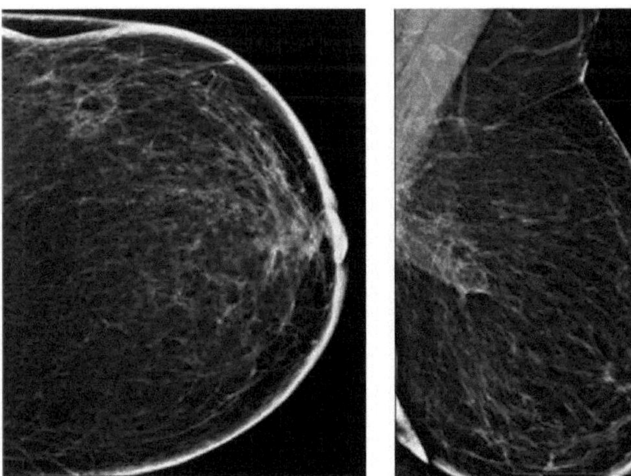

Figura 1: Mamografia frontal e oblíqua externa esquerda. Área densa, heterogénea, retrátil, com clareamento sub-cicatricial do QSE esquerdo.

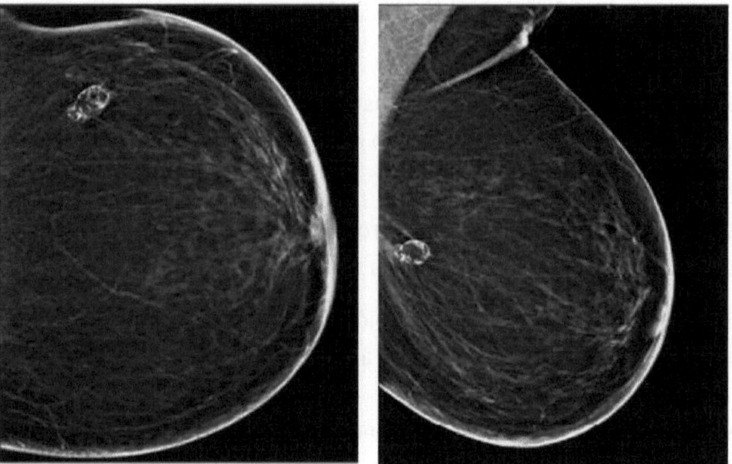

Figura 2 Mamografia, frente e oblíqua externa esquerda. Evolução em 2 anos: Distorção arquitetural, retrátil, densa, com tecido subcársico calcificado na periferia, dando um aspeto de casca de ovo, sugestivo de um foco de necrose citosteatórica da gordura mamária esquerda.

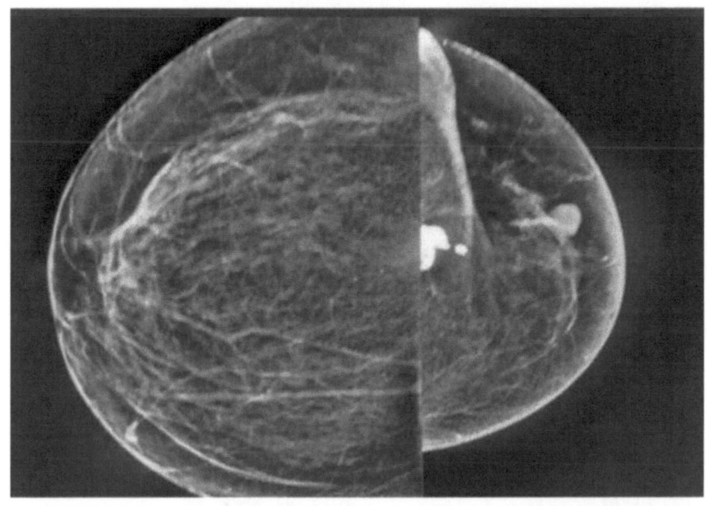

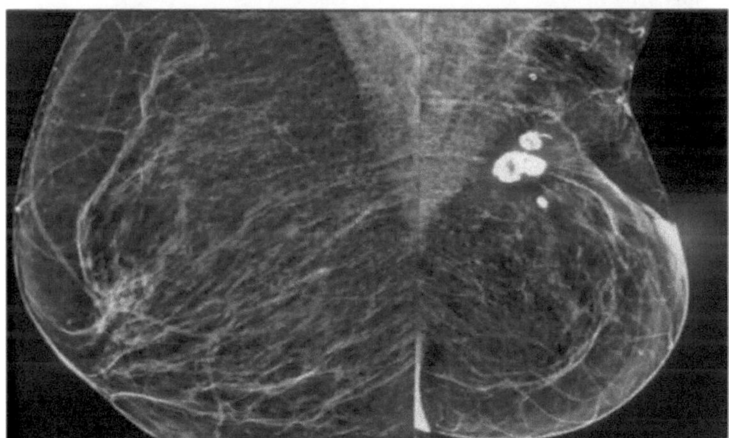

Figura 3: Mamografia bilateral frontal e oblíqua externa. Distorção arquitetónica relacionada com fibrose retrátil cicatricial deformando o contorno da mama densa e sub-cicatricial (lumpectomia), local de macro-calcificações sub-cicatriciais, dando um aspeto sugestivo de foco de necrose citosteatórica da gordura mamária esquerda.

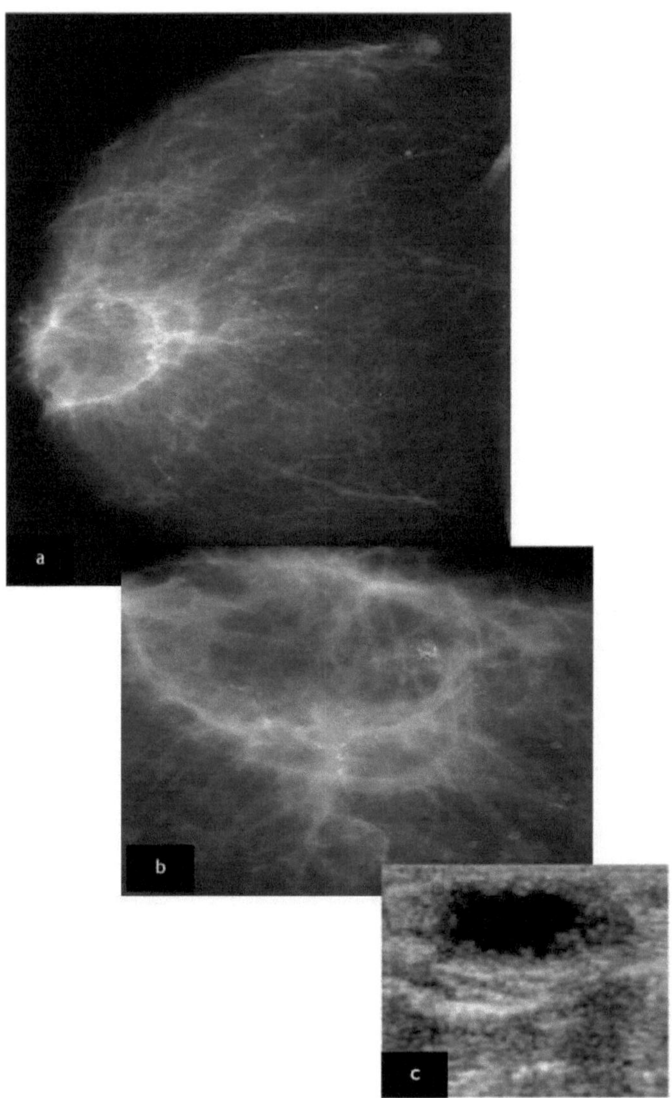

Figura 4: Mamografia de frente (a) e ampliação (b): claridade subcristalina calcificada na periferia, dando o aspeto de uma casca de ovo, um foco de necrose citosteatóide da gordura da mama direita, (c) A ecografia mamária simula um quisto com conteúdo espesso (ecogénico +/- pós-realce) não atenuante (calcificações parietais).

XVIII. Hiperplasia estromal pseudo angiomatosa

1. Introdução

A hiperplasia pseudoangiomatosa (HAP) é uma lesão benigna da mama caracterizada por uma proliferação de ductos sanguíneos que imita uma lesão vascular, mas que consiste principalmente em tecido miofibroblástico. Embora possa ocorrer em qualquer idade, é mais comum em mulheres em idade fértil e em mulheres na menopausa submetidas a terapêutica hormonal de substituição, podendo variar de tamanho com os ciclos menstruais.

2. Etiologia

A causa exacta da HPSA clara, mas pode estar associada a traumatismo, cirurgia ou inflamação da mama. As alterações hormonais também parecem desempenhar um papel no seu desenvolvimento. O HPSA pode ser descoberto incidentalmente durante a colheita de amostras percutâneas, quando está associado a outras lesões (25% das amostras percutâneas) ou como um tumor isolado.

3. Métodos de imagiologia

3.1. Mamografia

A HPSA pode não ser visível na mamografia ou pode aparecer como uma densidade assimétrica sem caraterísticas específicas. As calcificações são raras. Caracterização limitada das lesões, especialmente em tecido mamário denso.

3.2. Ecografia mamária

descritos vários aspectos na ecografia: massa hipoecogénica com contornos regulares ou indistintos, mais raramente hiperecogénica. Em geral, o aspeto mais frequente é o uma massa hipoecogénica, bem delimitada, com ou sem cicatrizes internas aparentes. As áreas centrais podem parecer mais ecogénicas devido à presença de tecido fibro-glandular.

Permite um estudo pormenorizado da estrutura interna da lesão e orienta a biopsia, se necessário.

3.3. Imagem por Ressonância Magnética (MRI) da mama

- A RM pode mostrar uma lesão com realce intenso e heterogéneo após a injeção de gadolínio, sugerindo por vezes uma lesão maligna;
- Utilizado nos casos em que a distinção entre HSPA e uma lesão maligna não é clara noutras modalidades de imagiologia.

4. Diagnóstico diferencial

- Carcinoma da mama, nomeadamente as formas angiogénicas;

> Hemangioma ;

> Fibroadenoma, em particular variantes com alterações mixóides ;

> Doença de Mondor (tromboflebite superficial da mama).

5. Cuidados e apoio

> **Monitorização:** Na maioria dos , a HSPA pode ser monitorizada, especialmente se o diagnóstico for estabelecido com certeza e a lesão for assintomática;

> Biópsia: Pode ser necessária uma biópsia para excluir malignidade, particularmente na presença caraterísticas atípicas ou crescimento rápido da lesão;

> **Cirurgia:** A excisão cirúrgica está reservada para casos sintomáticos, em casos de crescimento significativo ou se o diagnóstico permanecer incerto após a biopsia.

6. Conclusão

A hiperplasia estromal pseudoangiomatosa é uma lesão benigna da mama que pode representar um desafio diagnóstico devido ao seu potencial para mimetizar lesões malignas, particularmente na RM. É frequentemente necessária uma abordagem imagiológica multimodal para um diagnóstico preciso. O conhecimento das caraterísticas radiológicas distintivas da HSPA é essencial para evitar cirurgias desnecessárias e assegurar o tratamento adequado do doente.

7. Referências

1) Brown AC, Audisio RA, Regitnig P. Tumor de células granulares da mama. Surg Oncol 2011;20(2): 97-105.

2) Chen J, Wang L, Xu J, Pan T, Shen J, Hu W, et al. Tumor maligno de células granulares com metástases na mama: um relato de caso e revisão da literatura. Oncol Lett 2012;4(1): 63-6.

3) Yang WT, Edeiken-monroe B, Sneige N, Fornage BD. Aparências de tumores de células granulares da mama com correlação patológica. J Clin Ultrasound 2006;34(4): 153-60.

4) Scaranelo A, Bukhanov K. Tumor de células granulares da mama: achados de RM e revisão da literatura. Br J Radiol2007;80(960): 970-4.

5) Le BH, Boyer PJ, Lewis JE, Kapadia SB. Tumor de células granulares: avaliação imunohistoquímica da inibina-alfa, produto do gene da proteína 9.5,

proteína S100, CD68 e índice proliferativo Ki-67 com correlação clínica. Arch Pathol LabMed 2004;128(7): 771-5.

6) Aoyama K, Kamio T, Hirano A, Seshimo A, Kameoka S. Tumores de células gra-nulares: relato de seis casos. World J Surg Oncol2012;10: 204.

7) Pergel A, Yucel AF, Karaca AS, Aydin I, Sahin DA, Demirbag N. Um dilema terapêutico e diagnóstico: tumor de células granulares da mama. Case Rep Med 2011;2011: 972168.

8) Bowman E, Oprea G, Okoli J, Gundry K, Rizzo M, Gabram-Mendola S, et al. Hiperplasia estromal pseudoangiomatosa (PASH) da mama: uma série de 24 pacientes. Breast J2012;18(3): 242-7.

9) Solomou E, Kraniotis P, Patriarcheas G. Um caso de hiperplasia estromal pseudo-doangiomatosa gigante da mama: achados de imagiologia por ressonância magnética. Rare Tumors 2012;4(2): e23.

10) Virk RK, Khan A. Pseudoangiomatous stromal hyperplasia: anoverview. Arch Pathol Lab Med 2010;134(7): 1070-4.

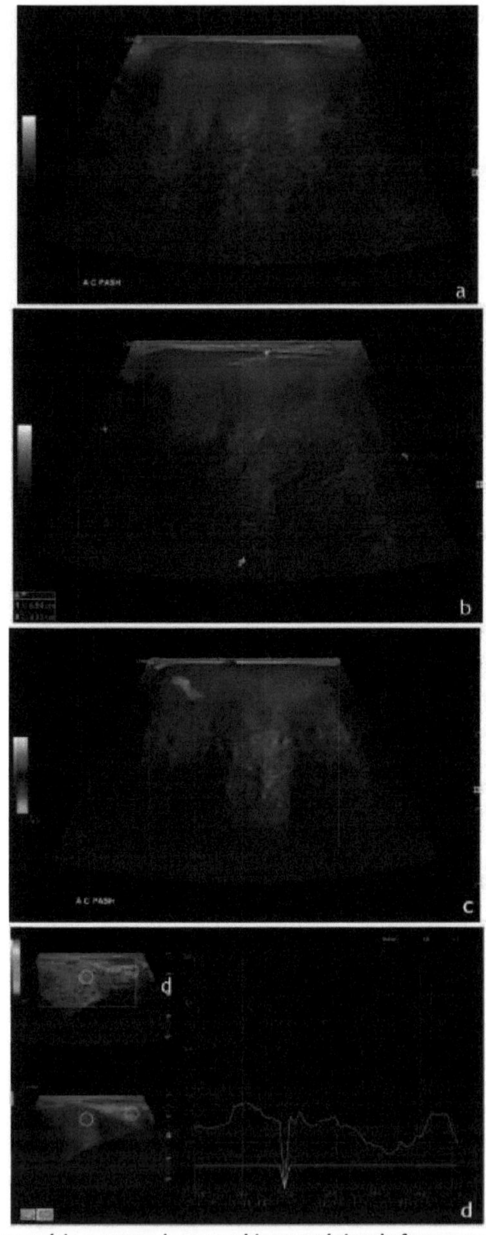

Figura 1: Ecografia mamária mostrando massa hipoecogénica de forma grosseiramente lobulada, circunscrita em alguns locais, indistinta noutros, com finas manchas ecogénicas, eixo longo oblíquo ao plano cutâneo, medindo mais de 7cm (Figura 2a, 2b), consistência intermédia à elastografia (Figura 2c) e vascularização mista ao Doppler a cores (Figura 2d).

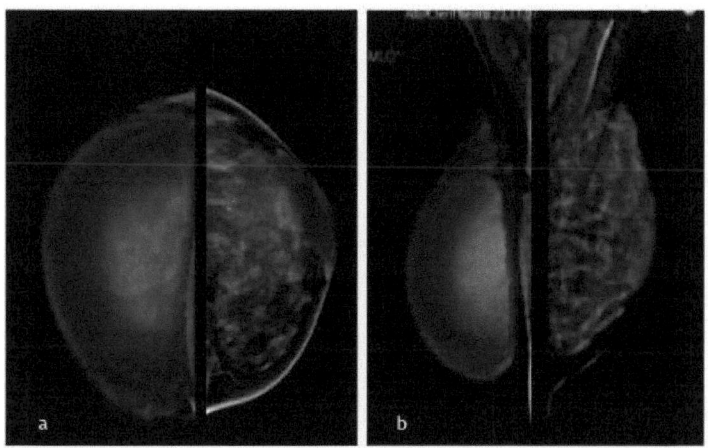

__Figura 2: Mamografia bilateral__ a. Vista craniocaudal, b. Vista oblíqua externa: Assimetria do volume mamário à custa da mama direita com aumento da densidade global sem microcalcificações.

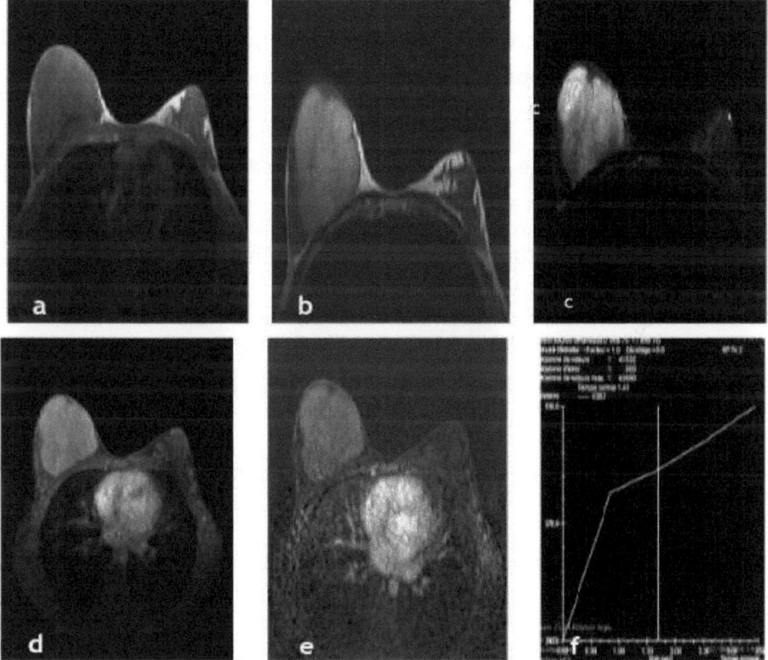

Figura 4: RM da mama em cortes axiais centrados

a: ponderação T1; b: ponderação T2; c e d: ponderação T1 com saturação do sinal de gordura antes e depois da injeção de gadolínio; e: sequência de subtração; f: curva de realce tipo I. curva de realce. Massa inserida na glândula em hipossinal T2, isossinal T1, com realce global heterogéneo

realce heterogéneo.

XIX. Doença de Mondor

1. Introdução

A doença de Mondor é uma tromboflebite superficial do tórax, geralmente da veia toracoepigástrica. Embora possa ocorrer em ambos os sexos, é mais comum nas mulheres e pode estar associada a cirurgia mamária, traumatismo ou esforço físico.

Os doentes podem sentir dor, um cordão duro palpável sob a pele e, por vezes, eritema ao longo do trajeto da veia afetada.

2. Imagiologia médica

2.1. Ultrassom com Doppler colorido

> **Indicações :** Deteção e avaliação da tromboflebite ;

> **Técnica:** Ecografia de superfície com avaliação do fluxo sanguíneo nas veias superficiais;

> **Resultados:** Pode mostrar uma veia não compressível com ou sem fluxo sanguíneo na avaliação Doppler, indicando a presença de um trombo.

2.2. Mamografia

> **Indicações :** Raramente utilizado para a doença de Mondor, mas pode ser efectuado para excluir outras patologias da mama;

> **Técnica:** Imagens em duas vistas padrão (craniocaudal e oblíqua médio-lateral);

> **Resultados:** Não há sinais específicos doença de Mondor, mas é útil para avaliar a presença de massas mamárias ou calcificações.

2.3. Ressonância magnética da mama

> **Indicações:** Pode ser utilizado em casos complexos ou para avaliar complicações;

> **Técnica:** Imagiologia multiplanar em sequências ponderadas em T1 e T2, com injeção de contraste se necessário;

> **Resultados:** Visualização das veias torácicas superficiais, permitindo a identificação de tromboses.

3. Diagnóstico

É essencialmente clínico. A ecografia é a técnica de eleição para confirmar o diagnóstico e excluir outras doenças.

4. Cuidados e apoio

A doença de Mondor é frequentemente auto-limitada. O tratamento pode incluir anti-inflamatórios, analgésicos e compressas quentes. Em casos raros, pode ser necessária anticoagulação.

5. Conclusão

A doença de Mondor é uma doença benigna com um excelente prognóstico. A imagiologia médica desempenha um papel fundamental no diagnóstico e ajuda a excluir outras doenças mais graves. Uma compreensão completa da apresentação clínica e das caraterísticas imagiológicas é essencial para um diagnóstico preciso e uma gestão eficaz da doença.

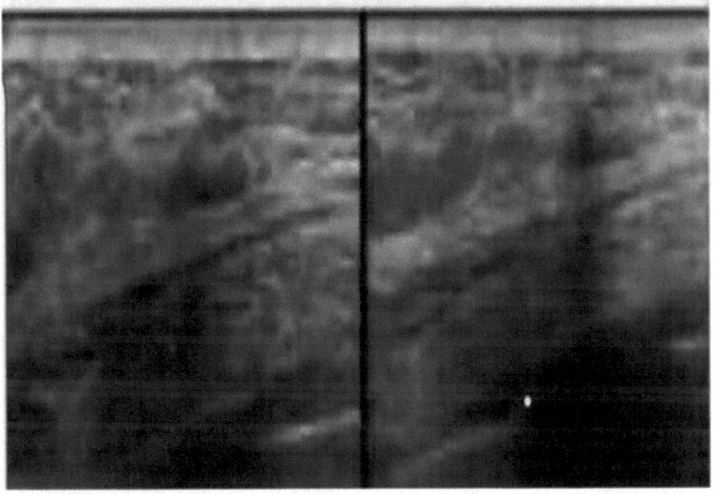

Figura. 1: Ecografia mamária: estrutura tubular alongada anecóica com paredes finas e regulares conteúdo finamente ecogénico, incompressível, sem fluxo no Doppler a cores rodeada por um aspeto finamente ecogénico da gordura circundante, sugestivo de uma veia trombosada superficial.

veia trombosada superficial.

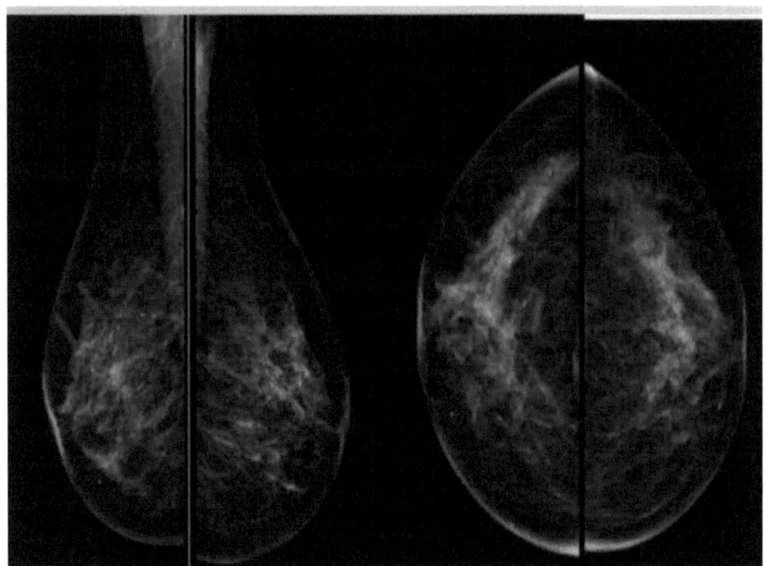

Figura 2. Mamografia bilateral. Densidade linear fina ao longo do trajeto da anomalia detectada pela ecografia.

6. Referências

1) Fatnassi R, Kaabia O, Meski S, Ben Regaya L, Mkinini I, Briki R, Hidar S, Bibi M, Khairi H. Mondor disease of the breast. Imagerie de la Femme. 2009;19(4): 258-261.

2) Chiedozi LC, Aghahowa JA. Doença de Mondor associada ao cancro da mama; cirurgia 1988;103: 438-9.

3) Quéhé P, Saliou AH, Guias B, Bressollette L. Doença de Mondor: relato de um caso. J Mal Vascul 2009;34: 54-60.

4) Kocaoglu M, Somuncu I, Ors F, Bulakbasi N, Tayfun C, Ucoz T. Imaging findings in breast involvement of Mondor's disease. Jornal Europeu de Radiologia. 2004;52(3): 296-301.

5) Pugh CM, Dewitty RL. Doença de Mondor. J Natl Med Assoc 1996;88: 359-63. [9] Hogan GF. Doença de Mondor. Arch Intern Med 1964;113: 881-5.

6) Tournant B. Doença de Mondor. In: Mastodynia. Le sein. Paris: Éditions ESKA; 2007 [p. 78-9]

7) Gokalp G, Mutlu H, Sonmez FC, Yildirim D, Kosar P, Kosar U. Doença de Mondor da mama: achados clínicos, mamográficos e ecográficos. Jornal Europeu de Radiologia. 2008;66(3): 474-479.

8) Catania S, Zurrida S, Veronesi P, Galimberti V, Bono A, Pluchinotta A. Doença de Mondor e cancro da mama. Cancro 1992;69: 2267-70.

9) Hermann JB. Tromboflebite da mama e da parede toracoabdominal contígua (doença de Mondor). NY State J Med 1966;15: 3146-52.
10) Gokalp G, Mutlu H, Sonmez FC, Yildirim D, Kosar P, Kosar U. Doença de Mondor da mama: achados clínicos, mamográficos e ecográficos. Jornal Europeu de Radiologia. 2008;66(3): 474-479.

Conclusão

A descoberta de lesões benignas, mesmo palpáveis, já não deve encaminhar sistematicamente os doentes para o cirurgião. O radiologista é agora o ator principal no tratamento destas lesões. haja uma boa correspondência clínica, radiológica e histológica, a necessidade de cirurgia é reduzida.

Algumas indicações para cirurgia são ainda inevitáveis, dado o risco de subestimação das lesões pejorativas, que representam os limites das técnicas percutâneas. No futuro, a melhoria destas técnicas e do diagnóstico histológico deverá reduzir ainda mais estas indicações. Os dias de "remover primeiro e pensar depois" estão definitivamente ultrapassados!

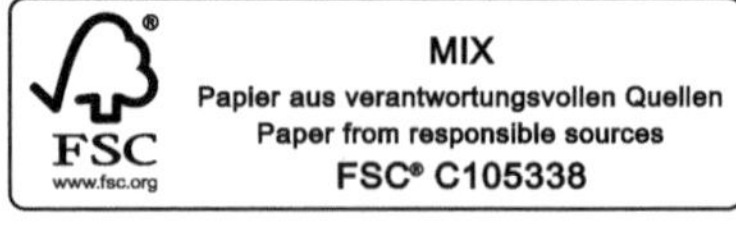

Printed by Books on Demand GmbH, Norderstedt / Germany